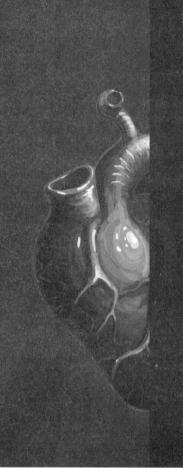

现代心外科
基础与实践

主编 王鹏高 张玉龙 陈 旭 等

U0336426

XIANDAI XINWAIKE

JICHU YU SHIJIAN

吉林科学技术出版社

图书在版编目（CIP）数据

现代心外科基础与实践 / 王鹏高等主编. -- 长春：
吉林科学技术出版社, 2018.12
ISBN 978-7-5578-5328-0

Ⅰ.①现… Ⅱ.①王… Ⅲ.①心脏外科学—诊疗
Ⅳ.①R654

中国版本图书馆CIP数据核字(2018)第301251号

现代心外科基础与实践

主　　编	王鹏高　张玉龙　陈　旭　李　倩　张　森　陈健超
副 主 编	陈红领　杨俊蕾
出 版 人	李　梁
责任编辑	赵　兵　张　卓
装帧设计	雅卓图书
开　　本	880mm×1230mm　1/16
字　　数	226千字
印　　张	7
版　　次	2018年12月第1版
印　　次	2018年12月第1次印刷

出　　版	吉林科学技术出版社
地　　址	长春市人民大街4646号
邮　　编	130021
编辑部电话	0431-85635185
网　　址	www.jlstp.net
印　　刷	济南大地图文快印有限公司

书　　号	ISBN 978-7-5578-5328-0
定　　价	88.00元

前　言

　　20世纪以来，医学科技的发展促进了心外科学的发展，心外科从无到有，从小变大，心外科学内容不断拓展和延伸，新理论、新技术不断出现和完善，并广泛应用于临床，逐渐变成一个富有生气的重要学科。在我国，心外科事业正在不断发展，但各地区各医院发展水平仍有较大差异，整体水平还与发达国家有较大差距。鉴于此，本书作者参考国内外众多文献资料，去糟取精，结合目前国内临床实际情况，编写了本书。

　　本书主要介绍了心血管外科疾病的常规诊疗手段、手术治疗及术后并发症的处置等内容，资料详实，选材新颖，图表清晰，详细而不繁杂，实用性较强，对于临床心外科及相关科室的医务工作者有一定的参考价值。

　　在编写过程中，我们虽力求做到写作方式和文笔风格一致，但由于参编人数较多，且编者时间和精力有限，书中难免有一些疏漏和错误，希望广大读者提出宝贵意见和建议，以便再版时修订。

编　者

2018年12月

目　录

第一章

心脏外科疾病的症状和体征

　　心脏是人体最重要的器官，被喻为人体的"发动机"。它为人体组织输送新陈代谢所需的各种物质，保证机体的正常活动。心脏大血管一旦有病变，常常累及其他脏器，从而导致全身性损害。心脏大血管病变的手术是一个复杂而细致的过程，不仅创伤大，技术条件要求高，而且对心、肺、肝、肾、脑等主要脏器都有不同程度的影响。尤其是那些复杂的心脏畸形和心功能减退的患者，具有更大的危险性。

　　心血管病变手术的成功不仅取决于良好的手术方案和熟练的操作技术，同时也有赖于正确细致的术前准备。这包括：①术前检查：认真进行各种必要的检查，明确病变的部位和严重程度，有无并发其他畸形及脏器的功能状态，做出正确的诊断并进行恰当的处理。②术前药物治疗：根据患者术前情况，针对性地进行相关的药物治疗和调整，可以明显改善患者的全身状态，尽可能地纠正患者心脏和其他有关脏器的功能障碍，提高患者对手术创伤的耐受性。③术前护理和适应性训练：消除患者顾虑，争取使其配合手术，更好地适应术后生活的各种改变。④术前总结和术前讨论：进一步明确诊断，确定手术的适应证和禁忌证，拟订合理的手术方案。

第一节　症状与病史

　　尽管现在检查的方法日趋完备，各种新的检查手段不断更新，可是有价值的临床资料绝大部分仍来自于病史和一般的体格检查。全面、细致、准确地收集病史和体检资料是非常重要的。

　　详细采集病史和全面体格检查，对于评估患者耐受手术的能力和决定手术方案至关重要。

一、现病史

　　常见的心血管疾病有关的症状，如胸闷、胸痛、气促、不能平卧、心悸、咳嗽、咯血、下肢水肿、发绀、蹲踞、晕厥等，不仅为诊断提供有用的信息，而且对评估心脏功能状态、病情的转归和预后至关重要。按照美国纽约心脏病学会（New York Heart Association，NYHA）心功能分级（针对慢性心功能不全，见表1-1）和加拿大心血管病学会（Canadian Cardiovascular Society，CCS）劳累性心绞痛的分级标准（针对心绞痛，见表1-2）对患者病情程度进行分级。

表1-1　美国纽约心脏病学会的心功能分级标准

分级	标准
Ⅰ级	患者患有心脏病，但活动量不受限制，平时一般活动不引起疲乏、心悸、呼吸困难或心绞痛
Ⅱ级	心脏病患者的体力活动受到轻度的限制，休息时无自觉症状，但平时一般活动下可出现疲乏、心悸、呼吸困难或心绞痛
Ⅲ级	心脏病患者体力活动明显受限制，小于平时一般活动即引起上述症状
Ⅳ级	心脏病患者不能从事任何体力活动，休息状态下也出现心力衰竭的症状，体力活动后加重

表 1-2 加拿大心血管病学会劳累性心绞痛的分级标准

分级	标准
Ⅰ级	一般日常活动不引起心绞痛，费力、速度快、长时间的体力活动引起发作
Ⅱ级	日常体力活动稍受限制，在饭后、情绪激动时受限制更明显
Ⅲ级	日常体力活动明显受限制，以一般速度在一般条件下平地步行 1km 或上一层楼即可引起心绞痛发作
Ⅳ级	轻微活动即可引起心绞痛，甚至休息时也可发作

病程的长短、临床症状出现的早晚及诊疗情况也是有效的临床资料。例如，二尖瓣病变症状出现早，但代偿期很长，其病史可迁延十余年甚至数十年。相反，主动脉瓣病变则症状出现晚，一旦出现临床症状，心脏功能很快失代偿，病情迅速恶化。

此外，有些病史本身就对明确诊断极为重要，如发绀型先天性心脏病有蹲踞现象，就应考虑有可能是法洛四联征；有过风湿热或风湿性关节炎的心脏病患者，应考虑风湿性心脏病的可能；对长时间高热的心脏病患者，则需警惕感染性心内膜炎。

二、既往史

1. 过敏史　对某种抗生素药物过敏的患者应避免使用同类型的抗生素。对高敏体质的患者则更应警惕。

2. 用药史　术前了解患者用药情况是十分必要的。大部分治疗心脏病的药物应当持续用到手术当日，但某些药物则必须在手术前数日停用。

地高辛、氢氯噻嗪、呋塞米和螺内酯等强心利尿类药物应持续用至手术当日。需要注意的是，对术前长期使用利尿药的患者需监测体内电解质情况。尤其对由心功能不全引起的肝淤血和水肿的患者，绝对不能因为同时合用排钾和保钾两种利尿药而放松了对电解质紊乱的警惕。

大多数研究都支持阿司匹林的抗血小板作用与体外循环导致的凝血功能异常叠加。术中出血量的增加与近期使用阿司匹林密切相关。阿司匹林抑制环氧酶，阻碍血栓素 A_2 形成，可抑制血小板聚集长达 $7 \sim 10d$。传统观点认为，阿司匹林一般在术前 1 周左右停用，但这不是绝对的。现在有研究认为，术前停用 3d 即能有效改善血小板功能，从而减少输血量。更有观点认为，术前持续使用阿司匹林至手术前 1d 能够降低围术期心肌梗死的发生率并提高存活率。当然，临床上也应该充分考虑那些血小板功能可能存在异常情况的患者，比如尿毒症和血管性血友病患者。一般说来，阿司匹林不会造成严重的术中出血，仔细的止血和及时补充血小板是可以防止严重出血的。

氯吡格雷（波立维）通过不可逆抑制血小板二磷酸腺苷（ADP）受体，随后抑制 ADP 介导的血小板糖蛋白 GPⅡb/Ⅲa 受体的激活作用，从而抑制血小板功能。氯吡格雷可在 $2 \sim 6h$ 内产生显著的血小板抑制作用，而这种抑制作用可持续 $7 \sim 10d$。由于氯吡格雷的半衰期为 $6 \sim 8h$，近期使用也能抑制外源性输注血小板的功能。对于择期手术患者，术前应停用氯吡格雷 $5 \sim 7d$。对于急性和亚急性手术患者，外科医师应清楚其可能会导致出血量增多，二次开胸止血的发生率显著增加。

有心房颤动病史，已行机械瓣置换的患者一般都需口服华法林治疗。这些患者应在术前 4d 停用华法林，并改用低分子肝素抗凝。

所有使用的降压药物应用至手术当日，以期得到良好的血压控制。口服降糖药物应用至手术前日晚上。如果是长效降糖药如氯磺丙脲，应在术前 $2 \sim 3d$ 停药。由于二甲双胍对乳酸代谢有影响，重大手术前也应停用。长效胰岛素，手术前日早晨用量减至平时一半；短效胰岛素，手术前日晚餐量减至平时一半，以免术前禁食可能发生的低血糖。此外，需要注意的是，使用低精蛋白锌胰岛素的患者有更大的发生鱼精蛋白过敏反应的可能性。

手术前应尽可能对所用的对肝肾功能有影响的药物进行替换或停用，并评估和监测肝肾功能。另一个容易被忽视的情况是，部分有慢性胺碘酮治疗史的患者易在术后表现出肺毒性并发展成为成人呼吸窘迫综合征。成人呼吸窘迫综合征主要表现为呼吸困难、缺氧、放射状浸润、弥散功能下降，并且有很高的死亡率。这在长期大剂量服用胺碘酮的患者比较常见。严重的肺毒性是心脏手术的禁忌证，避免潜在的诱发因素，如高流量吸氧、体外循环时间过长和过量输液至关重要。偶然的，在服用胺碘酮很短的时间里也会出现过敏反应等症状。

3. 住院和手术史　有大隐静脉剥脱和结扎手术史的患者，或有使用大隐静脉行远端血管重建史时，外科医师需考虑如何获得满意的搭桥血管材料。行过左侧根治乳房切除手术的女性患者可能胸部血管有改变，左侧乳内动脉通畅情况可能受损，所以用左内乳动脉行前降支旁路则血供不理想。进行过胸纵隔放射治疗的患者，应充分估计到放疗可能对组织的损伤和粘连性改变，这可能会给开胸操作带来难度。有重要脏器切除手术史的患者，术前要仔细评估残余器官的功能。有开胸和心内操作史的患者，要充分考虑到开胸和心内操作的难度，而且术后止血也会更加困难。

4. 系统回顾

（1）呼吸系统术：后肺部并发症和相关死亡率仅次于心血管系统，居第二位。要重点注意可能削弱肺功能的病史和职业接触史，如慢性咳嗽、咳痰、咯血和呼吸困难等。呼吸系统的危险因素包括慢性阻塞性肺病（COPD）、吸烟、年老、肥胖、急性呼吸系统感染等。无效咳嗽和呼吸道反射减弱，会造成术后分泌物的潴留，增加细菌侵入和肺炎易感性。

有长期吸烟史的COPD患者，可通过肺功能检测准确确定其呼吸器官的损伤程度。尽管轻中度COPD通常并不增加术后死亡率，但重度COPD患者，特别是老年患者及使用类固醇的患者，肺部和胸骨伤口并发症、在重症监护病房时间和手术死亡率显著增加。

主动吸烟患者（每天吸烟超过10支）应在术前2~4周戒烟，最好是戒烟2个月，以减少气道分泌物并改善黏膜纤毛转运功能。尽管这实施起来特别困难，但十分必要。仅在术前数天戒烟作用不大，且有可能增加气道分泌物。

急性呼吸系统感染者，择期手术应推迟至治愈后1~2周；如系急诊手术，需加用抗生素。阻塞性呼吸道疾病者，围术期应用支气管扩张药；喘息正在发作者，择期手术应推迟。

（2）循环系统：患者血压在21.28/13.33kPa（160/100mmHg）以下，可不必做特殊准备。血压过高者，术前应选择应用合适的降压药物，使血压稳定在一定的水平，但不要求降至正常以后才做手术。

有病毒性心肌炎病史的患者，需心肌酶恢复至正常水平以后才考虑手术。有心肌梗死病史的患者，应在心肌梗死发生后3个月左右行手术治疗。尤其是有室壁瘤形成的患者，需待心肌水肿消退，瘢痕组织形成以后才更加安全。风湿性心脏病患者风湿活动期，心肌水肿，应激性增加，术后易发生恶性心律失常，应避免行手术治疗，需待红细胞沉降率恢复至正常水平后再安排。主动脉、外周血管疾病可提示有广泛血管粥样硬化，外科医师需注意插管时有斑块脱落等并发症发生的可能。

（3）消化系统：有严重酗酒史的患者发生术中出血、术后肝功能障碍、情绪激动及酒精戒断症状的潜在可能性大。肝功能异常可致某些凝血因子合成障碍，引起术后出血。体外循环手术可加重对肝脏的损害。对于体外循环患者来说，肝功能轻度异常无特殊意义，无须进一步处理。但对有酗酒史的患者，提示可能存在酒精性肝炎或肝硬化。对这一部分患者，术后抗凝也须更加谨慎。有病毒性肝炎，肝功能正常或轻度增高的患者，一般也无须特殊处理。在临床上观察到，乙肝阳性的患者术中渗血更为严重。但肝功能异常的肝炎患者，体外循环术后发生急性肝衰竭的概率明显增加。

对肝硬化的患者，Child – Pugh 分级（表1 – 3）为 A 级，总胆红素低于 34μmol/L、白蛋白高于 35g/L 时，通常能够耐受体外循环手术，但发生各种术后并发症，包括感染、出血、胃肠道并发症、呼吸及肾功能衰竭的风险较大。有严重的病毒性肝硬化或酒精性肝硬化（B 级或 C 级）的患者通常不考虑行心外手术，因为这些患者的手术死亡率很高。但如果患者的心脏疾病严重影响其生活质量和生存周期，有严重肝脏疾病的患者也可以成功耐受非体外循环手术。

表1 – 3　Child – Pugh 改良分级法

临床生化指标	1 分	2 分	3 分
肝性脑病（级）	无	1~2	3~4
腹腔积液	无	轻度	中、重度

续 表

临床生化指标	1分	2分	3分
总胆红素（μmol/L）	<34	34～51	>51
白蛋白（g/L）	>35	28～35	<28
凝血因子时间（s）	<4	4～6	>6
分级	A级：5～6分	B级：7～9分	C级：≥10分

有消化道出血史等，手术应激及体外循环可诱发出血，术前需要进一步行内镜检查，同时必须在瓣膜术前决定是否使用生物瓣。这些患者需要考虑术后使用质子泵抑制剂、H_2受体阻断剂等。

（4）泌尿系统：女性泌尿系统症状提示泌尿系统感染史，术前必须处理。小儿尿道下裂等尿道畸形并不影响手术，但会使尿管放置发生困难，必要时可先机械性扩张后置入。有肾病史的患者，术前需仔细评估肾功能。孤立肾和肾移植手术史并不是手术禁忌证，但要考虑到评估肾脏的储备功能，并避免使用肾毒性药物。

（5）神经系统：无论是出现短暂性脑缺血发作还是脑卒中等神经系统症状，都会增加围术期脑血管意外的发生率。有神经系统症状、有颈动脉手术病史或者颈动脉杂音存在者，术前均应考虑颈动脉狭窄的可能，通常需要做颈动脉超声检查以评估是否存在颈动脉严重狭窄和血流限制等病变。有过脑卒中病史的患者，一般3～6个月后再安排择期手术。

（6）血液系统：常规凝血试验阳性的发现率低，靠凝血因子时间（PT）、活化部分凝血因子时间（APTT）及血小板计数，识别严重凝血异常的也仅占0.2%。所以，仔细询问病史和体格检查显得尤为重要，询问患者及家属中有无出血和血栓栓塞史；是否输血，有无出血倾向的表现，如是否易发生皮肤瘀斑、瘀点、鼻出血、牙龈及关节出血；手术或者月经是否严重出血；有无不良的饮食习惯，过量饮酒，服用非甾体抗炎药或降血脂药（可能导致维生素K缺乏），抗血小板或抗凝治疗等。对临床确定有凝血功能障碍者，择期手术前应做相应治疗；急症手术由于术前没有时间纠正凝血障碍，外科医师应充分考虑可能存在的严重渗血的可能，必要时输注新鲜冰冻血浆和血小板制品。对有血液系统疾病（如血友病等）的围术期处理，需要请血液科医师协助。

（7）内分泌系统：糖尿病患者在整个围术期都处于应激状态，其术后发生卒中、感染、肾功能障碍的风险性和死亡率较非糖尿病患者明显增高。而与非胰岛素依赖型糖尿病患者相比，胰岛素依赖型糖尿病患者术后呼吸衰竭及肾功能衰竭的发生率更高。慢性胰岛素依赖型糖尿病患者可并发中、重度肾及外周血管疾病，可增加术后发生肾功能衰竭的危险。糖尿病对于使用双侧内乳动脉搭桥手术来说是一个相对禁忌证，这种情况下感染的发生率显著增高。

甲状腺功能减退的患者处于低代谢状态，其对麻醉药物的清除缓慢，而从麻醉中复苏较慢，手术后需延长呼吸机支持时间。甲状腺功能亢进的患者处于高代谢状态，可使他们增加发生心肌缺血、血管舒缩不稳定以及心房颤动时心室率不易控制的危险。

（王鹏高）

第二节　体格检查

应在病历中评价并记录患者的一般情况、精神状态等，并与术后对比。行体外循环手术的患者术前要精确地测量身高和体重，以便推算出体表面积和心排血指数，作为体外循环流量和以后补液、用药的依据。体表面积可以通过查表或公式计算获得：体表面积$S（m^2）=0.0061×身高（cm）+[0.0128×体重（kg）-0.1529]$。

测量应该在清晨空腹时进行，小儿应注意减去衣物的重量，尽量减少误差。此外，对于心功能不全的患者，应每日监测体重变化。

1. 生命体征　记录体温、呼吸、脉搏和血压。发热患者需加测体温，并观察热型。

检查脉搏应注意脉搏的速率、节律、紧张度、强弱、波形等情况。检查脉率时除注意脉率的增快或减慢之外，还应注意脉率与心率是否一致。心房颤动、频发室性期前收缩等，脉率少于心率，出现脉搏短绌。脉搏节律是心搏节律的反映，在心律失常时，脉律不整有重要的意义。此外，利用触诊来了解动脉搏动情况，对临床有重要的指导作用。如：水冲脉常见于主动脉瓣关闭不全，也可见于动脉导管未闭、甲状腺功能亢进和严重贫血等；迟脉则主要见于主动脉瓣狭窄；交替脉是左心室衰竭的重要体征，常见于急性心肌梗死、主动脉瓣关闭不全等；奇脉是平静吸气时脉搏明显减弱甚至消失的现象，见于心包积液、缩窄性心包炎和心脏压塞时。

所有患者均应测双侧上肢血压。双侧上肢血压不同提示可能有锁骨下动脉狭窄，这是使用该侧带蒂内乳动脉的禁忌证。此外，也见于一部分主动脉夹层、多发性大动脉炎、先天性动脉畸形和血栓闭塞性脉管炎的患者。先天性心脏病，大室间隔缺损（直径大于1cm）和动脉导管未闭的患儿，需加测量四肢血压，以除外可能存在的主动脉缩窄等畸形。

脉压增大〔＞5.3kPa（40mmHg）〕主要见于主动脉关闭不全、动脉导管未闭、动静脉瘘等。脉压减小〔＜4.0kPa（30mmHg）〕主要见于主动脉瓣狭窄、低血压、心力衰竭、心包积液和缩窄性心包炎等。

2. 头面部　需要植入人工材料（瓣膜、人工血管等）的患者术前应检查口腔，如发现有龋齿应及时治疗，避免术后菌血症引起感染性心内膜炎。但对于严重缺血性心脏病或严重主动脉瓣狭窄患者，选择拔牙治疗时需谨慎，即使是局部麻醉操作也可能引发心脏并发症。

3. 颈部　颈动脉的杂音是颈动脉疾病的一个标志性体征，常提示有颈动脉狭窄的存在，为术后脑血管意外的高危因素，应进一步检查确诊。颈动脉搏动增强见于主动脉瓣关闭不全、动脉导管未闭、主动脉缩窄和严重贫血等情况。双侧颈动脉强弱不等，提示可能有颈动脉血栓形成、多发性大动脉炎等疾病。

颈静脉怒张提示静脉压增高，见于右心力衰竭、缩窄性心包炎、心包积液或上腔静脉阻塞综合征。在三尖瓣关闭不全颈静脉怒张时可以看到颈静脉搏动，与颈动脉搏动位置相近，应注意鉴别。一般静脉搏动柔和，范围弥散，触诊时无搏动感；动脉搏动比较强劲，为膨胀性，搏动感明显。

主动脉弓部瘤时，由于心脏收缩时瘤体膨大将气管压向后下，因而随每次心脏搏动可以触到气管的向下拽动，称为 Oliver 征。

4. 胸部　胸部检查包括胸廓、乳房、肺部和心脏检查。与心脏外科关系最为密切的是心肺检查。肺部听诊是否有哮鸣音、啰音及呼吸音减低，如有肺部感染征象，应结合胸片，确诊后及时治疗，避免因呼吸道插管和机械通气使得肺部感染加剧。

心脏检查包括心前区隆起或凹陷，心尖冲动的位置、强弱和范围的变化，心前区的异常搏动，心前区震颤，心脏相对浊音界。心脏听诊是检查心脏的重要方法，包括心率的快慢、节律的整齐与否、心音的变化、额外心音、心脏杂音和心包摩擦音等。心脏杂音的听诊应注意仔细辨别杂音的最响位置、时期、性质、强度、传导方向及体位、呼吸和运动对杂音的影响。

5. 腹部　腹腔积液导致的腹部膨隆可见于心力衰竭、缩窄性心包炎等，术前应每日监测腹围，而舟状腹的患者提示严重的心源性恶病质，手术的风险和死亡率明显增高。上腹部搏动明显可见于腹主动脉瘤和二尖瓣狭窄或三尖瓣关闭不全引起的右心室增大，应注意仔细鉴别。鉴别方法：可用示指及中指指腹贴于剑突下部，于吸气时指尖感到搏动为右心室增大。如于呼气时指腹感到搏动明显，则为腹主动脉搏动。必要时可行超声波检查。有腹主动脉瘤的患者不宜行主动脉内囊反搏，以防止远端发生动脉粥样硬化性栓塞。

心功能不全的患者需检查有无肝脾肿大、腹腔积液、腹部包块，并做好标记，每日监测肝脏变化。

6. 四肢　术前常规检查桡动脉、股动脉、胫后动脉、足背动脉搏动情况。桡动脉作为有创测压的部位，或者用作冠状动脉搭桥的移植血管时需做 Allen 实验。方法是：令患者握拳，医师用两手分别压迫其桡动脉及尺动脉，嘱患者将手展开，医师放开尺动脉，观察患者手掌变红时间。一般 8s 以内为阴性，8～15s 为可疑，大于 15s 为阳性。如下肢动脉搏动不佳，提示下肢血供不良，则禁忌经股动脉插管行主动脉内囊反搏。检查大隐静脉确认其是否可用作移植血管。

双下肢凹陷性水肿多见于心功能不全，主要是右心功能不全。杵状指（趾），常见于发绀型先天性心脏病、感染性心肌炎、亚急性感染性心内膜炎等，其发生机制一般认为与缺氧等因素引起末梢毛细血管扩张增生有关。

7. 皮肤　皮疹、皮肤上的感染灶，尤其是预计切口部位，应及时进行治疗。

8. 神经系统　神经系统在围术期和（或）手术后受到损害，有神经系统检查阳性表现的患者，常可在心脏手术后病情加重，故术前必须明确诊断，以免发生围术期脑血管意外。对围术期任何基本的神经功能缺陷进行鉴别，可以为手术后神经功能的恶化提供重要的参考。

（王鹏高）

第二章

心脏外科常规检查与特殊检查

第一节　心脏 X 线检查

心脏 X 线检查在临床应用中具有非常重要的指导作用，通过心脏 X 线检查在心脏循环系统中，能快速判别心脏的大小，血管的搏动，心包渗出及增厚钙化等。在肺循环系统中，初步判断肺循环高压的程度，发现肺内异常病变，如肿瘤、炎症、结核等。目前尽管心脏 CT、MRI 等检查的出现，革新了心血管影像技术，能更加清晰准确地评价心脏情况及肺部的异常病变，但是胸部 X 线检查因简单、经济、有效等特点，尤其起到对许多心、肺疾病的快速筛查作用，注定了其不可替代的地位。

一、X 线检查方法

对于目前心脏方面的 X 线检查主要包括透视、平片以及心血管造影检查，然而，透视与平片是目前心脏 X 线检查最基本、最简单的方法，而心血管造影检查是近年来快速发展起来的新的影像技术，尤其在心脏方面对于冠状动脉的评价是金标准。

1. 透视　是最简单的 X 线检查方法，可以从不同角度观察心、大血管的形状、搏动及其与周围结构的关系。吞钡检查可观察食管与心、大血管的邻接关系，对确定左心房有无增大和增大的程度有重要价值。透视影像清晰度较差，时间虽短，但患者接受放射量较胸片多，目前已基本不推荐使用。

2. 平片　正常的胸部 X 线中可见充满气体的肺和邻近的软组织结构形成良好的对比，所以可以清楚地显示肺动脉、叶间隙，而心脏表现为不透光，因此可以清楚显示心脏的轮廓大小。目前常规投照体位有后前位、右前斜位、左前斜位和左侧位 4 种。

二、正常心脏大血管 X 线影像

（一）后前位

患者直立，前胸壁紧贴片匣，X 线由后向前投照，在后前位上可以识别的主要心脏结构：右心房位于心右缘下段较圆；心脏右下缘下方还可见小的三角形影，为下腔静脉，上段为升主动脉与上腔静脉的复合影。心左缘自上而下有 3 个比较隆凸的弧弓，依次为主动脉结，肺动脉段和左室。

（二）右前斜位

患者直位，右前胸靠片匣，身体与片匣成 45°角。X 线从患者左后投向右前，前缘自上而下为升主动脉，肺动脉段，肺动脉圆锥，右室或左室视投照角度大小而定。肺动脉圆锥亦称右心室圆锥，是右心室接近肺动脉瓣的部分，亦即右心室漏斗部，心脏与前胸壁之间的倒置三角形透光区称心前间隙。后缘自上而下为左房，右房及下腔静脉，心脏与脊柱之间的透明区为心后间隙，食管为心后间隙内的主要结构，紧靠左房后方。正常时此段食管可有轻微压迹，但绝无移位。食管下端及胃气泡偏居前方，为识别右前斜位的标志。

（三）左前斜位

患者直立，左前胸靠片匣，身体与片匣约成 60°角，摄片时吞钡。X 线从患者右后投向左前。前缘自上而下为升主动脉，右房及右室。后缘上为左房，下为左室。正常左室一般不与脊柱重叠或重叠不超过椎体的1/3，旋转角如在60°以上，则左室与脊柱阴影分开。心影上方的弓形密影是主动脉弓，向前上行为升主动脉，向后下行为降主动脉。主动脉弓的下方与心影之间的透明区称主动脉窗，其间有气管，支气管和肺动脉阴影。食管下端及胃泡偏居后部，为识别左前斜位的标志。这个体位是对鉴别有无左心室增大常采用的位置。

（四）左侧位

患者直立，左侧侧胸壁靠片匣，X线从患者右侧投向左侧。心前缘全部为右室，后缘下部为左室，上部为左房。心后缘最下段（即下腔静脉）与食管之间一透明间隙，左室增大时此间隙可消失。

三、影响心脏及大血管外形的生理因素

影响心脏及大血管外形的生理因素主要包括年龄、体型、体位、呼吸及妊娠等。随着年龄的增加，心脏的发育会逐渐成型，一般5岁以后，心脏的形态随身体的发育逐渐定型。此外，体型的高、矮、胖、瘦不同，使心脏形态的影像也有所变化。因此，如何鉴别正常与异常要具体根据患者的体型结构，基本可分为3种形态，垂位心、斜位心及横位心。体位改变、呼吸及妊娠时膈肌的运动对心脏形态同样具有影响，膈肌升高，心脏横径增大。

四、基本病变的X线表现

心脏及大血管病变经X线检查，根据心轮廓的改变，房室和大血管的增大或变小、搏动增强或减弱，以及肺循环的改变来分析疾病的状况。因此在分析X线表现时必须注意心脏、大血管的形态与肺循环的改变。

心脏增大包括心肌肥厚和心腔扩张。有些疾病的发展往往开始表现为心肌代偿性增厚，然后再出现心腔扩大。但是X线检查只能通过心胸比率确定心脏是否扩大，而不能区别是肥厚或者是扩张。

确定心脏增大最简单的方法为心胸比率法。心胸比率是心影最大横径与胸廓最大的横径之比。心脏最大横径取心影左、右缘最突出的一点与胸廓中线垂直距离之和，胸廓最大横径是在右膈顶平面取两侧胸廓肋骨内缘之间的最大距离。正常成人心影横径一般不超过胸廓横径的一半，即心胸比率≤0.5。这是一种粗略估计方法。心胸比率 = 心脏横径/胸廓横径 = $(T_1 + T_2)$/胸廓横径（图2-1）。

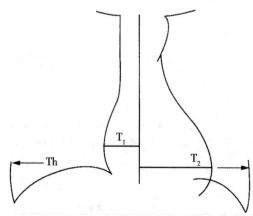

图2-1　心胸比率

通过右膈顶测量胸廓横径，T_1 及 T_2 为左、右心缘最突点各向中线垂直线。$T_1 + T_2$ 为心脏横径

1. 左心室增大的X线表现　①心尖向下、向左延伸。②相反搏动点上移。③左心室段延长、圆隆并向左扩展。④左前斜位旋转60°时，左心室仍与脊柱重叠，室间沟向前下移位。⑤左侧位，心后间隙变窄甚至消失，心后下缘的食管前间隙消失。左心室增大通常要考虑高血压性心脏病、瓣膜性心脏病，如主动脉瓣关闭不全或狭窄、二尖瓣关闭不全，先天性心脏病中包括室间隔缺损及动脉导管未闭，缺血性心脏病。

2. **右心室增大的X线表现** ①后前位：心腰平直或隆起，肺动脉段延长，心横径增大，心尖向上翘。增大显著时，心向左旋转，心腰更加突出，主动脉球则不明显。②侧位：心前缘与前胸壁的接触面增大，同时漏斗部和肺动脉段凸起，此为右心室增大的一个重要征象。

3. **左心房增大的X线表现** ①右前斜位：食管中段受压向后移位。②后前位：在心右缘出现增大的左心房右缘形成的弓影，心底部双心房影。③左前斜位：左主支气管受压抬高。

4. **右心房增大的X线表现** ①左前斜位：右心房段延长超过心前缘长度一半以上，膨隆，并与心室段成角。②后前位：心右缘下段向右扩展、膨隆，最突出点位置较高。

5. **全心增大的X线表现** ①后前位：心影向两侧增大，心横径显著增宽。②右前斜位和侧位：心前间隙和心后间隙均缩小，食管普遍受压后移。③左前斜位：支气管分叉角度增大，气管后移。

五、心脏及大血管疾病的X线表现与诊断

（一）风湿性心脏瓣膜病

可引起多个瓣膜损害，其中以二尖瓣狭窄为常见；其次为主动脉瓣及三尖瓣病变；而肺动脉瓣病变少见。二尖瓣狭窄时的早期X线表现通常不明显，但随着病程的发展，表现为左心房增大，肺动脉段突出，主动脉缩小，右心室房增大，即所谓的"梨形心"。增大的左心房可引起左主支气管向上移位，食管钡餐检查，左前斜位可见食管向后移位。二尖瓣往往可见瓣膜钙化，长期严重的二尖瓣狭窄可引起肺淤血和间质性水肿，可见叶间渗出液，Kerley C线与B线相重叠。主动脉瓣轻度狭窄时，可出现左心室向心性肥大，X线表现为心脏大小正常，左心室边缘变圆或心影延长等。随着主动脉瓣瓣口面积的减少，左心房及左心室出现失代偿性扩大，主动脉弓及降主动脉仍为正常大小。

（二）慢性肺源性心脏病

由于长期肺实质和肺血管的原发病变或严重的胸廓畸形所引起的心脏病。原发疾病以慢性阻塞性肺病（COPD）为常见。通常并发肺动脉高压或右心功能不全等表现，其X线表现可见右心室增大，肺动脉段突出，肋间隙增宽，肺血管纹理增加，肺透亮度增加。

（三）心包炎

心包炎的常见病因有结核性心包炎、非特异性心包炎等，尤以结核性最为常见。心包炎可分为干性和湿性两种。

1. **心包积液** 可引起静脉回流受阻，心室舒张及血液充盈亦受阻，心脏收缩期排血量减少，慢性心包炎很少出现急性心包填塞症状。一般来说，心包积液在300ml以下者，心影大小和形状可无明显改变，X线难以发现。随着心包积液的增加，X线可见心影向两侧普遍增大，心缘正常弧度消失，形状呈烧瓶状；此外由于心脏舒张功能受限，右心房回流血液相对减少，因此，肺动脉血流减少导致肺纹理减少。

2. **缩窄性心包炎** 由于心包脏、壁两层之间发生粘连，并形成坚实的纤维结缔组织，明显限制心脏收缩和舒张活动，导致回心血流减少。X线表现为心包钙化，心影呈三角形。当并发左房压力增高时，出现肺淤血现象，甚至可见胸膜增厚、粘连等。

（四）心肌病

不同心肌病的X线表现不一致，如扩张性心肌病的早期表现为左心室增大，透视下心脏搏动显著减弱。当出现心功能不全时，可见肺淤血及间质性肺水肿；肥厚性心肌病可表现为正常的心脏或呈局限性增大的左心室，如并发二尖瓣反流，可出现左心房增大；限制性心肌病表现为心肌僵硬伴左心舒张功能显著降低。X线表现上心脏大小可以正常，肺纹理增加，呈肺淤血表现。

（五）常见先天性心脏病的X线表现

X线胸片在诊断先天性心脏病并无特异性，需结合临床表现及其他辅助检查如超声心动图、心脏MRI、心血管造影等。可根据肺血管纹理表现初步判断患者目前病情程度。

1. 主动脉缩窄　特征性 X 线表现为主动脉弓轮廓的异常，在主动脉结的上下方可出现双重凸出影，这一形状被描述为"三字"征。后前位上由于主动脉、左锁骨下动脉都增大而重叠，导致主动脉弓模糊不清，此外，双侧对称性肋骨切迹对主动脉缩窄也具有一定的诊断价值。

2. 房间隔缺损　房间隔缺损时，心房出现左向右分流，可以导致右心系统的血流量增加，最后引起右心房增大为先，之后出现右心室增大，肺动脉高压。严重情况下引起双向分流，甚至右向左分流。X 线表现根据病程长短、缺损大小而有所不同。当缺损较小时，心脏大小可以完全正常。如缺损较大且病程较长时，患者可以出现心悸、气促等临床表现，此时 X 线表现可见心影增大，主要是右心房、右心室增大，其中以右心房增大为其特征性表现。当患者出现活动后发绀时，常可见肺动脉段突出明显，肺门血管扩张，常伴有"舞蹈现象"。

3. 室间隔缺损　室间隔缺损较小时，患者可无临床表现，此时 X 线胸片检查心影大小可完全正常。当缺损较大、病程较长时，可引起左心增大甚至全心增大。X 线表现为左心室增大，继而左心房增大，肺循环淤血等。当出现活动后发绀，X 线上常可见肺动脉段突出，提示肺动脉高压。当发现心前区心脏 4/6 级收缩期吹风样杂音及胸片上左心室增大时，应考虑室间隔缺损，下一步行心脏彩超检查，以便明确诊断。

4. 法洛四联症　为最常见的发绀型先天性心脏病，包括肺动脉狭窄、室间隔缺损、主动脉骑跨、右心室肥大。其临床表现为心悸、乏力、发育差、喜蹲踞、不好活动。体征：早期全身发绀、杵状指、趾。胸骨左缘第 2～4 肋间可闻粗糙 4/6 级以上收缩期吹风样杂音，P_2 减弱或消失。

（1）X 线表现：肺血减少，心腰凹陷两肺门小，肺野血管纤细稀少。严重者，形成侧支循环，肺门结构失常，中内带网状异常血管，肋骨下缘凹陷缺损。

（2）心脏表现：心脏呈靴型，轻至中度增大。右心室大，右心房轻度增大，左心室萎缩。主动脉及上腔静脉增粗，弓部突出，右前移位，可并发右位主动脉弓，右侧降主动脉。上腔静脉推挤外移，右心力衰竭时上腔静脉增宽。

（王鹏高）

第二节　心血管造影和 DSA

一、心血管造影

心血管造影是向心脏大血管腔内快速注入造影剂，以显示心脏大血管解剖形态学和（或）血流动力学异常的特殊 X 线检查方法。

心血管造影需一系列技术综合运用，包括大容量 X 线机、快速和连续的记录手段如快速自动换片、X 线荧光缩影片（100mm 或 105mm）、X 线电视录像或 X 线电影及快速向心脏或大血管腔内注入造影剂需用压力注射器等。

（一）X 线机

以 800～1 500kHU X 线管球的主机为佳，条件许可时应用双向设备更为方便。目前多应用 X 线电视录像或 X 线电影。前者记录速度为每秒 25 帧，后者摄影速度一般为每秒 60 帧（40～90 帧/s），可做单帧或连续快速的图像分析，对研究判断解剖形态学异常和精细分析血流动力学异常均十分有利。

（二）高压注射器

高压注射装置是保障在短时间内经导管（85～125cm）向心腔或靶血管内注入足够量造影剂，造成良好人工对比，使造影成功的必要设备。

（三）造影剂

目前国内普遍使用的仍为 60%～76% 的泛影葡胺（urografin）类制剂，每次用量按体重计算，一般不超过 1.0～1.5ml/kg，若因诊断需要必须超量应用时，应注意保持适当间隔时间（至少间隔 30 分钟以上）注意避免在体内滞留过多的造影剂。肝、肾功能不全者应慎用。对泛影葡胺等离子型造影剂过敏或反应明显者，可小心试用非离子型造影剂如优维显（ultravist）或欧姆尼派克（omnipaque）等。

（四）造影导管的选择

心室造影宜选用猪尾型或多个侧孔型导管，主动脉造影时可选用与心室造影相同的导管或先用尾环较小的角度猪尾形导管。使用端孔导管进行主动脉造影时，导管尖端应距主动脉瓣口 2.5cm 以上，切勿过低。

（五）造影剂注入量与流率

流率是在单位时间（s）内注射造影剂的速度即每秒注入多少毫升造影剂。注入剂量是造影时注入靶器官或靶血管内造影剂的数量，即按何种流率共注射几秒。

对血流速度快，靶器官或靶血管容量较大的部位（如心室、心房，胸主动脉或肺动脉等）造影时，流率必须要大，才能在短时间内有足够量的造影剂充盈于局部，显示靶部位形态学结构和血流动力学变化，这是造影成功的关键之一。对血管管径小，血容量不大的靶器官或靶血管造影时，流率和注入剂量必须降低，否则会造成意外损害。

二、数字减影血管造影（DSA）

（一）简介

DSA 是用数字化的造影画面，减去数字化的背景画面只余下充盈造影剂的血管影像的造影方法。它是将摄像靶区的背景结构经高性能影像增强器，通过像素小、高分辨率的摄像管和数模转换及对数放大，变成数字化图像（称蒙片，mask）送入计算机甲存储器里，然后用同样方法，再将同部位的造影图像（称动像，living image）送入乙存储器内，由 DSA 控制台指令两者相减后，使背景图像正负相消，只余下因注入造影剂而显影的靶血管影像。大幅度地提高了密度分辨率，使非减影情况下不能显像的细小血管内低浓度造影剂，也能产生良好对比清楚显影。然后应用窗技术进一步改善对比度和清晰度，达到影像诊断要求的最佳照片。

DSA 设备均附有磁盘录像（VDR）或磁带录像（VTR），能实时地看到图像，及时修正或补充检查，对有诊断价值和需要会诊的画面，可用多幅相机选择性地拍成像片。

（二）方式

DSA 根据造影部位和血流速度不同，可选用不同方式。由于注药途径不同，分为静脉法（IVDSA）和动脉法（IADSA）两种。前者又分为外围法（穿刺外围静脉由导管针或短导管注药）和中心法（导管送至腔静脉或右心房注药），这种给药方法除能显示相应静脉外，并能较好地显示右心房、右心室、肺动脉等右心系统，造影剂通过肺循环后被稀释，到达左心系统浓度有所降低，对胸主动脉及其主要分支、腹主动脉、肾动脉主干等较大的血管仍可显示，对细小动脉或脏器内血管显示较差。造影剂使用量大、造影剂的浓度要高，显影部位动脉影像重叠为其不足。而相对创伤性较小，方法简便，可在门诊检查，费用低廉为其优点。

IADSA 采用 Seldinger 技术经股动脉插管，将导管选择或超选择插入靶器官或靶血管进行造影。可直接注入靶器官或靶血管，细小血管（1mm）及其分支亦能清晰显影。同时还能使某些器官的实质或肿瘤染色显像，是现今最多用的 DSA 检查方法。

DSA 对主动脉及其主要分支的狭窄、阻塞、畸形（如主动脉弓畸形、缩窄、折曲以及头臂血管主要分支变异等）、主动脉瘤、主动脉夹层、颈部大血管及颅内主要动脉分支、右房右室、肺动脉、左室运动功能障碍以及心腔内占位性肿块或心腔变形有诊断意义。造影剂浓度高剂量大为其重要缺点。一些患者移动、随意和不随意的运动如吞咽、呼吸、心跳、肠、胃蠕动等均能带来伪影，应尽量克服。

（张玉龙）

第三节 超声心动图检查

床旁超声心动图（UCG）能迅速提供有诊断价值的信息，在急诊科或 ICU 评价危重患者，有其重要价值。在 ICU 和急诊室，UCG 主要用于诊断威胁患者生命的情况，如主动脉夹层、心脏压塞和评价低血压或心力衰竭患者的左室功能。在很多情况下，UCG 能提供非常敏感和特异的诊断信息，而且常常是必需的心脏诊断检查。

UCG 分为经胸 UCG 和经食管 UCG。过去由于机械通气、慢性阻塞性肺病（COPD）以及术后患者手术切口和绷带等，使经胸 UCG 在急诊 ICU 的应用受到限制。然而，随着经食管 UCG 广泛应用，急诊 ICU 应用经食管 UCG 能提供高质量诊断图像，因此能迅速解决主要临床问题。

一、经胸超声心动图

二维 UCG 可以实时（real – time）观察心脏不同断面的解剖轮廓、结构形态、空间方位、房室大小、连续关系与活动情况等，对心血管疾病诊断有重要意义。

（一）探查方法

常用的切面 UCG 仪有机械扇形扫描仪及电子相控阵超声仪。

（二）患者体位

一般取仰卧位，必要时向左侧倾斜30°或45°，甚至90°。有心功能不全者，可使头胸抬高，以减轻气急，心悸。如作胸骨上窝探查，可取坐位，或仰卧于检查台上，而将肩部垫高，颈部裸露。对肋间隙较窄声束进入有困难者，有时左臂上举可能有所改善。

（三）探测部位

1. 心前区　国内所谓心前区与国外胸骨旁位探查相近，上起右锁骨，下至心尖，内以胸骨左缘，外以心脏左缘（即肺未遮盖透声窗）包括区域。右侧探查时应注意标明。

2. 心尖区　指左侧心尖搏动处，如为右位心，应注明。

3. 胸骨上窝区　将探头置于胸骨上窝，向下指及心脏。

4. 剑下区（或称肋下区）　探头置于剑突之下，可作各种指向，以取得不同的切面。

5. 食管内探查　将小型的食管探头插入到食管内，在相当于心房水平由后向前进行扫查，可得到心脏不同切面的图像。

（四）图像方位

用切面 UCG 检查心脏基本上用三个相互垂直的平面，即矢状面、横断面与冠状面描绘图像。由于心脏位置与这些平面并不平行，有一定夹角，超声所观察的切面与上述三平面亦不完全相同，故命名时用长轴切面、短轴切面与四腔切面代之。

1. 长轴切面　探测平面切心脏，与前胸体表垂直，平行于心脏长轴，相当于患者平卧，检查者从左向右观察。扇尖为前胸壁，扇弧为心脏后部，图右为头侧，图左为脚侧（此方位与腹部声像图相反）。由于心脏长轴有一定倾斜，故长轴切面与解剖学上之矢状面间有一个30°左右的夹角图。

2. 短轴切面　扫查平面横断心脏，与前胸体表及长轴相垂直，相当于患者，平卧检查者由脚侧向头侧观察心脏横断面。图像上下端分别为心脏的前后侧。图左为心脏右侧，图右为心脏左侧（此方位与腹部声像图相同）。

3. 四腔切面　探测平面与心脏长轴及短轴垂直，而与前胸体表侧近于平行。扇尖为心尖部，扇弧为心底部，图左为心脏右侧，图右为心脏左侧。如扇面倒置，则图像上下与解剖上下基本一致。

（五）经胸超声心动图的局限性

经胸 UCG 检查主要有以下几方面局限性：用低频换能器从胸壁获取的图像，心脏结构的分辨率较低。由于空气和胸壁影响超声图像，经胸 UCG 需要非常好的声窗。因此，肺气肿、COPD、胸壁外伤或胸骨切开手术的患者不宜作经胸 UCG 检查。同样由于疼痛、紧张或气体交换不良的患者检查效果欠佳。在心尖成像时，主动脉和二尖瓣的人工瓣阻碍声束的穿透，导致"声影"，由此可导致 Doppler 声束不能到达左房，在大多数情况下，不能显示彩色 Doppler 血流成像。

二、经食管超声心动图

由于食管位于心脏的后方，而且紧贴左房，经食管 UCG 将超声换能器置于食管内镜顶端。当超声换能器在食管内发射声波时，不受肺内气体和其他因素的干扰，可以清晰地显示心脏的结构，因此经食管 UCG 为心脏超声诊断开辟了新窗口。

（一）适应证

各种心血管疾病在经体表 UCG 检查图像不清晰，深部结构不易观察因而诊断不能明确者，均可考虑进行经食管 UCG 检查，其主要适应证如下。

（1）二尖瓣、三尖瓣与主动脉瓣疾病。

（2）人工瓣膜功能障碍。

（3）感染性心内膜炎。

（4）主动脉扩张及夹层动脉瘤疾病。

（5）冠状动脉 – 静脉瘘与冠状动脉窦瘤。

（6）先天性心脏病如房、室间隔缺损，Fallot 四联征或右室流出道及肺动脉干狭窄等。

（7）心脏内肿物及血栓形成。

（8）心脏手术监护。

（二）禁忌证

经食管 UCG 检查是一种无创性检查，能为某些心脏疾病的诊断提供重要依据。在检查过程中，除咽部不适或轻度恶心外一般无特殊反应。但需说明，重症心脏病本身常有一些突发的意外情况，故行经食管 UCG 检查过程中，个别患者也有可能出现某些并发症：①黏膜麻醉剂变态反应。②恶心、呕吐或呛咳。③严重心律失常（如 VT、Vf、心室停搏等）。④食管穿孔、出血或局部血肿。⑤其他意外，如 AMI、急性心力衰竭、休克或大出血。故有以下情况者应列为禁忌证：①严重心律失常。②严重心力衰竭。③体质极度虚弱。④持续高热不退。⑤食管静脉曲张，食管狭窄或炎症。⑥剧烈胸痛、胸闷或剧烈咳嗽症状不能缓解者。⑦血压过高或过低者。⑧AMI急性期。

（三）检查前准备工作

1. 患者的准备

（1）预约检查日期，嘱患者检查前 12h 内禁食，检查当日清晨可口服地西泮 2.5mg。

（2）插管者应复查经胸 UCG，再次核实适应证和禁忌证情况，并检查患者一般情况，包括体温、脉搏、呼吸与血压。

（3）进行检查之前，须由插管者向患者证明检查必要性，解释检查的过程及可能出现的不适，消除患者疑虑和不安。

（4）检查者应向患者家属说明术中可能发生的意外，征求家属的同意与合作，请家属签署知情同意书。

（5）对病情严重者，希望有临床医生陪同，以便在发生异常情况时，及时处理。

（6）确认患者无活动义齿后，令患者保持左侧卧位。

2. 急救措施的准备　为确保检查过程中患者的安全，以备在发生意外时能及时救治，经食管超声检查室必须具备必要的急救设备。

（1）急救药品：经食管超声检查室需常备心血管的急救药品，如毛花苷 C、呋塞米、利多卡因、肾上腺素、异丙肾上腺素、间羟胺、二甲弗林和阿托品。出现严重心律失常、急性心力衰竭、呼吸衰竭和休克等严重意外事件时以便进行抢救。

（2）输液器材：必要时迅速建立静脉通道进行抢救。

（3）吸氧设备：无中心供氧条件时，需配备有充足氧气的氧气袋及氧气表、氧气瓶、氧气面罩等。

（4）吸痰器：检查过程中患者口咽部会有大量的分泌物，为防止患者呛咳或窒息，需随时抽吸口腔内的分泌物。有条件时使用电动吸痰器，也可使用大注射器进行人工抽吸。

（5）除颤器：经食管超声检查之前，除颤器通电检验其性能及工作状态是否良好，熟悉仪器操作。检查过程中，要安排专人负责。

3. 食管探头的消毒　在进行经食管超声检查之前，需常规对食管探头进行消毒，以 0.1% 氯乙定浸泡 30min 以上方可使用。

（四）检查程序

1. 人员安排　为确保检查安全顺利进行，参加经食管超声检查插管的医务人员至少应为经过专业培训后的相当于主治医师职称以上人员，同时需另有一位医师操作仪器，观察荧屏上的图像与 ECG 变化。

2. 局部喷雾麻醉　为了顺利插管，首先进行局部麻醉。以 2% 利多卡因溶液喷雾咽部，令患者将溶液含漱在咽部。2~3min 后，再次喷雾利多卡因溶液，保持 3~5min，使咽部黏膜被充分麻醉。在插管时，恶心与呕吐反应将明显减轻甚至消失。

3. 食管探头的插入　食管的插入有两种方法。

（1）第一种方法：进行食管插管时，患者取左侧卧位，检查者佩带消毒手套，站于患者左侧。插管前先将咬口垫套在管体上，再将超声耦合剂涂于食管探头顶端及前段的表面，以润滑食管，并避免食管与探头之间的气体阻隔。检查者右手执食管探头的管体。

（2）第二种方法：患者取仰卧位，检查者站于患者的右侧，左手执食管探头的管体，右手操作仪器的面板。第一种方法需要多人操作，第二种方法只需一人即可完成操作。前者患者左侧卧位，有利于食管分泌物的排出，不易引起咳嗽。后者患者为仰卧位，食管分泌物难以自行排出，易发生呛咳，影响图像质量。每个操作者可根据自己的习惯，选择不同的操作方法。食管插管过程所需时间约为 3~5s。多数情况下，在患者尚未出现恶心或呕吐之前，插管操作已顺利完成。插管过程中如感到有阻力，则应调整探头，重新插管，切不可盲目、粗暴地强行插入，避免造成咽部与食管的机械性损伤。

4. 图像方位设定　插入探头后，据检查需要调整探头位置，进退和方向，仔细观察图像。关于经食管 UCG 图像方位问题，目前尚无统一认识。图像上下倒转，使扇尖在下，弧面在上，其方位与经胸壁 UCG 检查相似，以利于识别和观察。多数探查的图像还是正向放置。

5. 密切观察病情　插管者与视屏观察者需密切观察患者一般情况和反应。全程密切监护 ECG。左侧口角放低，以利口腔分泌物的流出。轻度恶心者应按压合谷，并予以安慰。一旦发现病情恶化，应立即退出探头，及时进行处理。

检查全过程一般为 10~15min，时间不宜过长。检查完毕退出探头后，让患者平卧休息数分钟再离开检查台，并嘱其 2h 内不宜饮食，4h 后可进流食。

6. 基本图像　参阅经食管 UCG 有关专著。

三、经食管超声心动图的优越性与局限性

（一）经食管超声心动图的优越性

（1）从解剖学观点来看，由于超声探头位于食管之内，紧贴左房后壁，检查时声束不受胸壁结构（如胸骨、肋骨）与肺内气体的干扰，故可对肺气肿、肥胖、胸廓畸形与肋间隙狭窄的患者进行检查，获得在胸前区探查时难以比拟的清晰图像。

（2）经胸壁检查时，心脏深部结构处于声束远场，分辨力差，图像显示模糊。改用经食管检查时，可使用 5MHz 的高频探头，分辨力增强，信噪比值提高，更细致地显示处于声束近场的心脏后部结构如

肺静脉、胸主动脉、二尖瓣、左房及其腔内缓慢移动的烟雾影，故对二尖瓣狭窄、二尖瓣脱垂、人造瓣膜与主动脉夹层动脉瘤的诊断有重要价值。

（3）经胸壁检查时，由于肺叶的遮盖，即使在正常人，其上腔静脉与左心耳等也难以显示。而在经食管超声检查时，肺组织位于远场，而上腔静脉与右心耳位于中场，声束不受干扰，因而能呈现比较清晰的图像。

（4）经食管探查时，房间隔与声束垂直且在近场，不产生回声失落现象，心房水平由左向右的彩色与频谱分流信号显示非常清楚，故能准确观察房间隔有无异常。

（5）胸前进行多普勒检查时，心脏深部腔室内的血流信号不易显示，而改为经食管检查时，距离缩短，声能较强，且脉冲重复频率可以提高，使彩色多普勒与频谱多普勒信号增强，色彩鲜明，且无彩色与频谱倒错（混叠）现象出现，故易于判断。

（6）双平面或多平面经食管 UCG 从横断面和纵断面以及多轴向剖面显示心脏的解剖结构，既能显示类似 CT 断层的横断面图像，又能提供类似磁共振成像或血管造影的路径图（road map）的纵切面图像。从而为心血管病的诊断和外科手术提供了准确的解剖学资料，也为心脏三维结构的重建提供了丰富的信息。

（二）经食管超声心动图的局限性

食管 UCG 检查虽有显著优点，但从解剖学角度考虑，仍有其局限之处。

（1）食管上段与心脏之间夹有气管，由于气体阻挡，经食管超声检查时，位于气管前侧心底结构，如升主动脉上段、主动脉弓近段、上腔静脉上段等不能显示，形成不易探查的盲区。

（2）食管探头发射频率高但换能器面积甚小，检查时在其中远场由于声能衰减，声束扩散，分辨力减低，故图像清晰度较差，此即经食管超声检查时右室流出道，肺动脉瓣等结构显示欠佳的原因。

（3）食管走向固定，探头位于其内，检查时管体与换能器只能在食管内纵向进退、水平转向或稍作左右前后屈伸，但不能超出食管而随意移动扫描，在双平面扫描所显示的切面上不易看到真正的心脏长轴与短轴径线，影响对腔室形态和大小的精确观测。

（4）目前所用的食管探头直径较粗，为 9～16mm。儿童专用探头虽然较细，约 7mm 甚至减至 4.5mm，操作方便，刺激性小。随着换能器面积的缩小，发射能量，转换比率与分辨力也会减低，故图像质量将会受到影响。

（5）经食管超声的纵切面图像中右室流出道，升主动脉和上腔静脉等走行方向与多普勒声束方向几乎垂直，不利于进行血流的定量检测。多平面经食管超声检查在一定程度上可克服上述不足。

四、超声心动图在ICU中的临床应用

在 ICU 病房，UCG 常用于评价左室功能。在不能解释的低血压、心力衰竭和 AMI 伴有机械性并发症时，UCG 资料有助于指导治疗。近期的一份研究表明，约 50% ICU 患者血流动力学不稳定是经食管 UCG 的指征。床边 UCG（包括经胸和经食管 UCG）能够迅速提供左室大小、收缩功能及左室充盈，同时能显示瓣膜反流和获得性室间隔缺损的血流紊乱。

（一）左室结构和功能

1. 低血压 全面的二维超声检查能够迅速提供 EF。EF 是临床应用最广泛的左室收缩功能指数。在二维图像上，计算左室 EF 通常是假设左室为某种几何形态，采用心内膜自动勾边和手动勾边的方法，计算出左室收缩末期容量和舒张末期容量，然后再计算出射出分数。因为左室腔径和容量能够定量测量，所以 UCG 用于诊断低容量血症。UCG 证实左室收缩末期容量和舒张末期容量减少，但 EF 正常或偏高。术后 24～48h 内的患者，低容量血症是低血压的重要原因之一。

老年患者的主动脉瓣狭窄瓣膜置换术，术后的处理和评价，UCG 是其主要的评价手段。在这些因低血压而作 UCG 的患者，通常有显著的室壁肥厚、EF 大于 70% 的高动力收缩功能、较小的心室容量以及与流出道狭窄一致的 Doppler 信息。根据这些信息进行术后处理，可使病情得到明显改善，例如停止

使用正性变力性药物、补充适量的液体，在某些情况下，需要应用 β - 受体阻断药和/或钙通道阻滞药。只有正确的诊断，才能做出适当的处理。由于临床表现、X 线、甚至 Swan - ganz 导管的资料有可能出现误导，因此在主动脉瓣疾病术后患者通常进行 UCG 检查。

2. 心力衰竭　出现心力衰竭时，40% 以上患者的 EF 仍有 45% 或 >45%。当 EF 正常时，心力衰竭的心脏原因包括急性严重的二尖瓣或主动脉瓣关闭不全，或由心肌缺血、高血压性心脏病引起的左室充盈受损。事实上，大多数心力衰竭伴 EF 正常的患者有高血压病史，长期的高血压伴有或不伴有心肌缺血。在正常舒张压时，左室不完全充盈，随着左室的完全充盈，左室的舒张末压升高，结果导致肺充血。二尖瓣口舒张期 Doppler 血流频谱用于评价左室舒张功能异常。"松弛性"异常的频谱通常伴有长期高血压，"限制性"的频谱提示左室充盈压升高伴左室顺应性异常。这些频谱可以改变，例如应用硝酸甘油或利尿药后，"限制性"频谱可以转换为"松弛性"频谱。左室 EF 正常伴有"限制性"或"松弛性"频谱意味着舒张功能不全，这可能是心力衰竭病因之一。

Echeverria 等证实了 UCG 在心力衰竭中的临床应用价值。Echeverria 对 50 例连续的患者进行 UCG 检查，EF <50%，12 例患者 UCG 显示的指征比临床所期望的要差。在 EF 减低组，37% 的患者由于 UCG 检查而改变了治疗方案。40% 以上的患者 UCG 提示心力衰竭，但 EF 正常，这些患者通常患有高血压性心脏病。20 例中的 18 例患者，临床认为 EF 减低，而 UCG 提示 EF 正常，12 例患者改变了临床治疗方案。二维 UCG 与 Doppler 技术的结合可以查明 2/3 患者的心力衰竭的机制。

3. 急性心肌梗死　UCG 是明确 AMI 伴有机械性并发症的主要方法。UCG 能迅速估测左室 EF，同时可以明确 AMI 患者的低血压是由于泵功能降低、右室梗死、低血容量或机械性并发症（如室间隔破裂）。在 AMI 时，UCG 能够观察到室壁运动异常。总的来说，当冠脉血流减少 20% 以上时，UCG 能够检测到室壁运动异常，表现为收缩期增厚率减低和矛盾运动。冠脉血流减少到 50% 以上时，UCG 检测到的室壁运动异常是非常可靠的。Stamm 等观察到第一次 AMI 的患者的节段性室壁运动异常与冠脉的分布密切相关。研究表明，除某些回旋支动脉外，单支血管病变的室壁运动异常与冠脉的分布呈显著相关，多支血管病变也能应用室壁运动异常进行精确定位。

UCG 同样用于估测 AMI 损伤的范围。尽管在动物实验和人体研究证实 AMI 的范围在 UCG 与尸检之间存在极显著相关，但 UCG 通常高估梗死的范围，这主要是 UCG 将解剖上正常而功能上异常的心肌包括在梗死心肌的范围之内。尽管如此，UCG 仍是估测 AMI 范围的有效方法。

另外，在诊断 AMI 和评估胸痛综合征患者的危险程度时，二维 UCG 能敏感和精确地显示 AMI 的机械并发症。这些并发症包括室壁瘤形成、梗死范围的扩大、假性室壁瘤、右室梗死和附壁血栓等。彩色 Doppler 血流成像能够迅速地显示 AMI 并发的血流紊乱。在 AMI 时，UCG 能敏感检测到急性室间隔穿孔、乳头肌功能不全和腱索断裂。因此，在 AMI 后出现收缩期吹风样杂音时，进行二维 UCG 和彩色血流成像检查有其重要的价值。在一些不宜做经胸 UCG 检查的患者，可进行经食管 UCG 检查，尤其是严重二尖瓣关闭不全和室间隔穿孔的患者。

（二）心脏瓣膜

1. 狭窄和反流　应用 M 型、二维和 Doppler 技术综合评价心脏瓣膜性疾病。二维 UCG 用于显示反流的病变部位和解剖的变化，如二尖瓣的连枷瓣。彩色血流显像对紊乱血流的大小和方位进行半定量。二维和 M 型 UCG 的结合用于评价左室大小和功能，帮助确定瓣膜反流时的左室功能。UCG 的这些参数有助于指导瓣膜置换的时间。

UCG 技术同时广泛用于评价瓣膜狭窄。脉冲和连续 Doppler 可以测量与狭窄相关的最大流速，并根据 Bernoulli 方程式估测量最大和平均压差，这些速度的测量同样用于估计狭窄瓣膜的面积。Doppler 压力阶差与侵入性检查结果密切相关。

2. 感染性心内膜炎　在 ICU 中，UCG 通常用于评价疑诊感染性心内膜炎的患者。对临床怀疑感染性心内膜炎的患者进行经胸 UCG 检查，其敏感性为 44% ~80%。现已发现，UCG 对感染性心内膜炎有高度的特异性和阴性预测值，能够确定脓肿的形成。其假阳性结果可能由下列情况引起：非特异性的瓣膜增厚、退行性或风湿性瓣膜硬化、腱索断裂或瓣膜严重的黏液样变。在感染性心内膜炎，脉冲和彩色

Doppler 血流成像能帮助评价瓣膜反流部位和严重程度。

Shively 等最近报道，当 UCG 诊断为感染性心内膜炎时，经食管 UCG 较经胸 UCG 敏感（94% 和 44%，P < 0. 001）。当经胸 UCG 提示有细菌性心内膜炎但无赘生物时，经食管 UCG 检查非常有帮助。经食管 UCG 同样可以证实临床上尚未发现的心内脓肿。

Daniel 等报告 118 例自身瓣膜和人工瓣膜感染性心内膜炎的经食管 UCG 检查，其中 44 例有一个或多个部位的心内脓肿，典型者为主动脉瓣环的链球菌感染灶，经食管 UCG 证实 40~46 个心内脓肿，而经胸 UCG 仅为 13 个心内脓肿，其敏感性分别为 87% 和 28%。

经胸 UCG 能够证实心内膜炎患者并发症增加的危险因素。Stafford 和 Buda 等观察，经胸 UCG 证实有赘生物的心内膜炎患者临床并发症的发生率较高。Buda 的系列研究表明，赘生物直径大于 10mm 时，发生栓塞和心力衰竭的危险性非常大，需要外科介入治疗，而且病死率较赘生物小的患者要高。Mugge 等研究表明，在 47 例赘生物直径 10mm 的患者，22 例发生栓塞事件；而 58 例赘生物直径小于 10mm 的患者，11 例发生栓塞。Sanfilippo 等对 204 例心内膜炎患者的 UCG 进行回顾性分析，结果显示抗菌药物治疗无效、心力衰竭、栓塞、需要外科治疗和住院病死率等与赘生物大小密切相关。而且 UCG 对赘生物的描述，如密度、活动度和范围等可以预测并发症的发生。

（三）主动脉及大血管

1. 胸主动脉夹层　胸主动脉夹层需要迅速、准确地做出诊断，才能挽救患者的生命。在此之前，主动脉夹层的诊断依赖于血管造影和 CT。最近，经食管 UCG 和 MRI 用于主动脉夹层的诊断。经食管 UCG 大大地扩展了 UCG 在评价主动脉夹层中的作用，同时经食管 UCG 有助于发现肺梗死。因此，经食管 UCG 常常用于急性胸痛和呼吸困难患者的鉴别诊断。

对怀疑主动脉夹层的患者可行经胸 UCG 进行检查，由于其诊断的敏感性较低（特别是降主动脉夹层），不能对主动脉夹层进行确诊，通常不用于主动脉夹层的诊断。UCG 诊断主动脉夹层的依据是主动脉内有撕裂或扑动的内膜和假腔形成。如果假腔有血栓形成、钙化的内膜向中心移行可作为诊断主动脉夹层的指征。在危重症患者，由于难以获得理想的声窗，经胸 UCG 很难获得主动脉完整的图像。经胸 UCG 对主动脉夹层诊断的敏感性为 59%~63%，特异性为 96%~100%。由于食管靠近主动脉，经食管 UCG 能清晰地显示升主动脉和降主动脉。除 MRI 外，多种影像技术比较的结果表明经食管 UCG 对主动脉夹层的诊断最为准确。

经食管 UCG 较其他影像技术有许多优点：①方便易行，即使在进行治疗和血流动力学监测时也可以进行床旁诊断。②实用，在超声探头放入之后，数分钟之内即可排除主动脉夹层。③微创。④不需要静脉应用放射性造影剂。⑤耗资少，经食管 UCG 同样可以评价左室功能、主动脉瓣情况、主动脉瓣反流和引起心脏压塞的心包积液。除 MRI 外，其他影像技术并不具有这些优点。由于 MRI 扫描时间很长，因此不适宜对血流动力学不稳定的危重症患者进行检查。经食管 UCG 已经成为诊断主动脉夹层首选的影像技术，在很多情况下，无需做其他检查，甚至包括血管造影。

2. 急性肺动脉栓塞　经胸 UCG 可以提示肺动脉栓塞的某些证据，如右室扩大/肺动脉高压等。经食管 UCG 可以显示肺动脉血栓，在某些胸痛综合征和/或不能解释的呼吸困难或低氧血症患者，经食管 UCG 应该仔细检查肺动脉。

3. 创伤　严重的非开放性创伤同时并发主动脉损伤。近期的一些研究证实，经在胸部创伤的患者进行食管 UCG 检查明显优于血管造影和 CT。瓣膜的损伤可导致严重的主动脉瓣关闭不全。经胸和经食管 UCG 通常可以显示主动脉瓣穿孔和关闭不全。

4. 心包疾病　在 ICU，除外心脏压塞的主要方法是 UCG。M 型和二维 UCG 可以检测心包腔积液，同时可对心包腔积液进行定位。在床旁可以指导心包腔穿刺。大量心包腔积液患者心包腔内压力增加，常导致右室游离壁的舒张早期障碍和右房游离壁的舒张期障碍。

（张玉龙）

第四节　体表心电图

常规体表心电图（electrocardiogram，ECG）是利用心脏每次机械收缩之前，必先产生心电激动，此电流传布全身各处产生不同的电位，因电流强弱与方向不断变动，身体各处电位也随之变动，通过心电图机把这种变动的电位进行放大，然后以机械方式连续描记成曲线，即构成心电图。常规体表心电图主要用于以下诊断。

一、诊断心律失常

包括窦性心动过速（>100 次/min）、窦性心动过缓（<60 次/min）、窦性心律不齐(P−P间隔最长与最短之差>0.12s)、期前收缩（房性、房室交界区性、室性等）、阵发性心动过速（室上性、室性）、房室传导阻滞（一度、二度、三度）、室内传导阻滞（左、右束支传导阻滞以及左前分支、左后分支阻滞）、预激综合征以及心房扑动、心房颤动，心室扑动和心室颤动等。由于常规体表心电图诊断心律失常主要是依靠分析心房和心室波的速度、节律、形态和时限的变化以及心房波与心室波之间的时间关系及其变化，对一般常见的心律失常多能做出诊断，但也有一些限制，如对 2∶1 窦房传导阻滞的诊断及其与窦性心动过缓之鉴别、房室传导阻滞部位的准确定位及心动过速的定位诊断均有困难。

二、诊断心房和心室肥大

当心肌肥大时，心肌除极过程所产生的电压增高且除极时间延长。心电图就是根据 P 波（心房）和 QRS 波（心室）振幅和时限的改变做出相应房室肥大的诊断。按目前左室肥大的心电图诊断标准，其敏感性不超过60%，但特异性可达95%，也存在假阴性问题。诊断右室肥大的心电图指标，其敏感性更低，只有30%~40%。当左、右心室同时肥大时，可表现为正常心电图、左室肥大、右室肥大和左右室肥大，因此诊断心房、心室肥大，临床上应以超声心动图或 X 线检查更为准确、可靠。

三、诊断冠心病

尤其对急性心肌梗死的诊断帮助最大。根据心电图上出现典型的病理性 Q 波（Q 波振幅>1/4R波，时间>0.04s）、ST 段及 T 波的动态演变规律，一般认为80%的急性心肌梗死可从常规心电图中做出诊断，根据异常 Q 波、ST 段抬高（弓背向上）与 T 波倒置等改变出现在哪些导联，尚可判断梗死部位。对于无 Q 波性心肌梗死，有时必须结合临床和心肌酶学检查才能确诊。此外，心电图出现病理性 Q 波，也可见于心肌病、心肌炎、肺动脉栓塞等多种情况，应密切结合临床注意鉴别。约20%的急性心肌梗死由于梗死部位和范围或其他原因，心电图可表现不典型或不能从常规心电图中做出诊断。对于陈旧性心肌梗死只有40%~60%可从常规心电图中做出诊断，尤其是下壁心肌梗死、无 Q 波性梗死、心内膜下梗死或梗死范围较小及少见部位梗死等，经过一段时间，心电图可恢复正常，有时必须通过定期随诊和梗死前后心电图对比才能提供诊断依据。左室梗死并发右室梗死在尸检中发现较多，根据症状并发下壁心梗及心电图改变做出诊断的只占10%。右室梗死心电图主要表现为 V_4R 呈 Qr 型，ST 段在 V_4R~V_5R 抬高≥1mm，尤其 V_4R 更为重要，可表现为水平或弓背向上型 ST 段抬高伴动态变化。此外，下壁梗死者 ST 段抬高Ⅲ导联大于Ⅱ导联也有参考价值。心绞痛是由于心肌暂时性缺血缺氧所致，历时短暂，约50%的患者在不发作时心电图可正常。心绞痛发作时部分病例可表现为 ST 段下移、T 波低平、双向或倒置，而变异型心绞痛可呈 ST 段抬高，常伴 T 波高耸，在对应导联可有 ST 段下降。慢性冠状动脉供血不足可表现为静息时持久的 ST 段下移和 T 波改变，而无症状性心肌缺血有时可呈发作性或间隙性 ST 段和 T 波改变，24h动态心电图监测对此诊断颇有帮助。对于静息状态下心电图正常的冠心病，可通过心电图负荷试验来提高敏感性。

四、诊断心肌疾患

当心肌发生病变或损伤时，可引起心电图改变，其中最常见的表现是 ST 段移位（特别是下移）、T

波倒置或平坦以及 Q-T 间期延长。上述改变可见于各种原因所致的心肌炎或心肌损伤,如风湿性、病毒性心肌炎,某些药物(如依米丁、阿霉素、洋地黄、抗心律失常药物)等。少数健康人如有心脏 β 受体兴奋综合征、早期复极综合征等以及情绪变化时也可引起 ST-T 的改变。

五、诊断心包炎

在急性期可出现普遍性 ST 段升高(弓背向下),aVF 导联 ST 段下降,随后可出现 T 波倒置或平坦。

六、诊断某些电解质紊乱

低血钾时可表现 ST 段缩短,T 波降低,U 波明显与 T 波融合,甚至出现 ST 段下垂,融合性 T-U 倒置及各种类型心律失常(以期前收缩、阵发性心动过速较常见)。高血钾早期为 T 波高尖呈帐篷状,随血钾增高,R 波逐渐降低,S 波渐加深加宽,ST 段下移,继之呈窦房、束支、房内和室内传导阻滞,P 波电压降低、增宽,P-R 间期延长,直到 P 波消失,QRS 波及 T 波逐渐变为正弦波。高血钙可呈 ST 段缩短或消失,Q-T 间期缩短 ST 段下降,T 波倒置;血钙过低可呈 ST 段明显延长,Q-T 间期延长。高镁血症时可见 P-R 间期延长,QRS 波增宽,T 波高耸及出现室性期前收缩;低镁血症时可呈心动过速,室性期前收缩,ST 段下降,P-R 间期缩短、心前区导联 T 波倒置等。

心电图对心脏病的诊断虽有一定帮助,但它只是记录心肌生物电的变化,对心脏病的病因、瓣膜病变以及心功能状态的诊断仍有困难。目前认为心电图对心肌梗死(尤其是急性)、心律失常的诊断价值最大。

(张玉龙)

第五节　心电图负荷试验

心电图负荷试验主要用于检出静息时心电图正常的冠心病患者,通过运动或药物,增加心肌耗氧量促发病变冠状动脉供血不足,致使心肌发生缺血此时心电图可出现缺血性 ST 段改变,借此提高诊断冠心病的阳性率。

一、心电图药物负荷试验

包括双嘧达莫(潘生丁)诱发试验、双嘧达莫-食管心房调搏复合试验、腺苷诱发试验、多巴酚丁胺诱发试验以及异丙肾上腺素实验等,限于篇幅,不做赘述。

二、运动负荷试验

常用的包括活动平板、踏车运动的次极量或极量运动试验,至于双倍二级梯运动实验由于运动量小,在运动中不能监测心电图变化,在发达国家已趋向淘汰。鉴于国情和基层单位需要也略加叙述。

1. 活动平板心电图试验(简称平板试验,treadmill test)　也称为踏旋器运动试验。其基本原理是利用马达带动且能调整一定斜度的转速装置,让受检者迎着转动的平板作就地踏步运动,同时记录受检者心电图变化,判断是否患冠心病的一种方法。目前国内外常用的是 Bruce 运动方案,运动量分为 7 级:Ⅰ级速度为 1.7m/h,坡度为 10°;每 3min 增加为Ⅱ级速度,即为坡度 12°,2.5m/h;Ⅲ级速度为 14°,3.3m/h;Ⅳ级 16°,4.1m/h;Ⅴ级为 18°,4.9m/h;Ⅵ级 20°,5.7m/h;Ⅶ级 22°,6.5m/h。而氧耗量Ⅰ～Ⅴ级分别为 18、25、34、46、55ml/(kg·min)。

一般达次极量级或极量级运动量时终止运动。极量级运动量指达最大心率时的运动量,次极量级运动量一般指达到最大心率的 85%(即标准心率)时的运动量。不同年龄其运动最大心率和标准心率不同。各年龄组最大心率和标准心率如下(表 2-1)。

表 2-1　年龄与最大心率及标准心率的关系

年龄（岁）	25	30	35	40	45	50	55	60	65
最大心率	200	194	188	182	176	171	165	159	153
标准心率	170	165	160	155	150	145	140	135	130

（1）适应证：运动试验是通过强体力活动诱发心肌缺血，以协助诊断冠心病和评估心功能的方法，必须掌握好适应证。一般认为其主要指征是：①作为诊断试验，对疑有但不能肯定为冠心病者，以协助诊断，例如有胸痛而常规心电图正常，不能肯定胸痛性质。②估计冠心病的预后与严重程度，包括急性心肌梗死恢复期患者。③估计心功能及劳动耐量。④估价冠脉搭桥手术或 PTCA 的治疗效果等。

（2）禁忌证：包括不稳定型心绞痛、急性心肌梗死的头 2～3 周内、严重心律失常（包括高度房室传导阻滞）、重度心力衰竭、高度主动脉瓣狭窄、急性心肌炎及其他急性或严重疾病、严重高血压、近期有栓塞性疾病等。

由于平板试验过程中有可能出现意外，因此必须在试验前先做 12 导联常规心电图，严密监护（心电、血压）下进行。检查室应配备完整的生命支持系统。包括急救药品、氧气、电击复律器等。运动结束后在卧位或坐位继续测心电图至少 6～8min，视情况隔 2～3min 测血压 1 次。

（3）阳性判定标准：除运动中出现典型心绞痛或血压下降 1.33kPa（10mmHg）为阳性标准外，其心电图的评定标准为：运动中或运动后，缺血性心电图改变是 ST 段水平型或下垂型压低≥1mm，超过 2min（指 J 点后 0.08s 测定），持续时间越长，ST 段压低越明显，其诊断价值越大。ST 段抬高较少见，却有很高的诊断特异性，但如在有 Q 波的导联上出现 ST 段抬高，常反映以往坏死的心肌伴有局部反常运动的结果，未必有缺血的意义；ST 段抬高在 R 波为主导的导联应抬高≥3mm，持续 2min。

（4）可疑阳性：以 R 波为主的导联，ST 段缺血型压低≥0.05mV 且＜0.1mV，QX/Q-T≥50% 持续 2min；U 波倒置；以 R 波为主的导联，T 波由直立变为倒置，尤其呈"冠状 T"者；出现以下任何一种心律失常：多源室早、短阵室速、房颤、房扑、窦房阻滞、房室传导阻滞、完全性左束支或右束支传导阻滞、不定型室内传导阻滞等。

（5）试验的敏感性、特异性、假阳性和假阴性：运动试验的敏感性和特异性随年龄增长而增加，40 岁以下患者的假阳性≥20%，而 60 岁以上者则＜10%。假阴性也可能发生，如单支冠脉病变较多支病变的敏感性低、导联过少；某些心外因素也可能影响结果，β 阻滞剂也可能影响阳性结果。女性 55 岁以下易产生假阳性，尤其在经绝期前后。其他如神经官能症、二尖瓣脱垂、应用洋地黄或利尿剂、原有左室肥厚均可能影响心电图的阳性结果，判定时必须加以考虑。

运动试验对拟诊为心绞痛的男性胸痛者，其特异性为 70%，敏感性为 90%。运动试验对冠心病预后及程度的估计：下述改变提示病变重和预后较差，如在低运动量时即出现心绞痛及 ST 段改变、ST 段压低≥0.3mV 并持续 6min；运动中血压持续降低超过 1.33kPa（10mmHg）；运动后 ST 段抬高（无变异型心绞痛病史而出现除 aVR 之外无异常 Q 波的导联）或 U 波倒置也提示预后不良。

（6）急性心肌梗死患者出院前运动试验的目的：有利于识别易发生心脏事件的高危患者，以便进一步确定治疗方案，包括冠脉造影、是否需作 PTCA；对患者心功能状态做出评估，对今后的劳动强度做出鉴定。

急性心肌梗死后运动试验应在发病 3 周以后进行，一般采用心率限制性（最大心率 130 次/min）、症状自限性或运动量限制在 5METS［代谢当量，相当于摄取氧气 3.5ml/（kg·min）］或 Bruce 方案 I 级，蹬车功量 450kg/（m·min）。

急性心肌梗死运动试验指征，仅适用于急性心肌梗死无并发症的患者，对于有梗死后心绞痛、失代偿性心力衰竭、严重心律失常者应禁忌。终止运动试验的标准应低于一般冠心病，心率达 130 次/min 即可；患者感疲劳、不适或有胸痛等应立即终止运动。

出现下列情况属高危患者，应密切随访：ST 段下斜型或水平型压低≥1mm 时，1 年病死率达 15%，其心脏事件的危险性增加 3～8 倍；收缩压不能达到 14.6kPa（110mmHg）或收缩压升高＜1.33kPa

（10mmHg）或降至原血压水平以下；运动中出现心绞痛；出现频发室早、短阵室速或其他严重心律失常者。

2. 踏车试验（bicycle test） 采用特制的踏车，受检者坐位或卧位作踏车运动，由踏车功量计改变踏车阻力而逐级增加运动量，所做之功可由功量计直接显示，功量单位为 kg/（m·min），每级运动 3min，运动中连续监测心电图。每级运动前记录心电图和测血压 1 次。运动方案：男性从 300kg/（m·min）开始，每 3min 增加 300kg/（m·min），即由 300kg/（m·min），增至 600、900、1 200、1 500kg/（m·min），直至运动终点。女性和心肌梗死恢复期患者从 200kg/（m·min）开始，每 3min 增加 200kg/（m·min），即由200kg/（m·min），增至 400、600、800、1 000kg/（m·min），直至运动终点。心肌梗死出院前做运动试验评价心功能和预后，应从低运动量开始，如 100kg/（m·min），每 3min 增加 100kg/（m·min），当心率达 120～125 次/min 即终止运动。

踏车试验的阳性诊断标准、注意事项等可参考平板运动试验。

3. 双倍二级梯试验（Master test） 让受检者在每级高 23cm 的二级梯上作往返运动，用秒表或节拍器来控制登梯的速率和时间，共运动 3min，登梯次数按性别、年龄、体重计算。

阳性判定标准为：运动中出现典型心绞痛或运动后有下列条件之一者为阳性：①R 波占优势的导联上，运动后出现水平型或下垂型（即缺血型）ST 段压低（ST 段与 R 波顶点垂线的交角≥90°）超过 0.05mV，持续 2min 者。如原有 ST 段压低者，运动后在原有基础上再压低超过 0.05mV，持续≥2min。②R 波占优势的导联上，运动后出现 ST 段抬高（弓背向上）超过 0.5mV 者。

可疑阳性是指符合下列条件之一者：①R 波占优势的导联上，运动后出现水平型或下垂型 ST 段压低 0.05mV 或接近 0.05mV 及 QX/Q-T 比例≥50%，持续≥2min。②R 波占优势的导联上，运动后出现 T 波由直立变为倒置，持续≥2min 者。③U 波倒置者。④运动后出现下列任何一种心律失常者：多源性室性期前收缩、阵发性室性心动过速、房颤或房扑、房室传导阻滞、窦房传导阻滞、左束支传导阻滞或左前分支阻滞、完全性右束支传导阻滞或室内阻滞。近年来为了提高诊断率，有人提出二级梯加强运动试验及 3 倍量运动试验，前者要求受检者按双倍二级梯加运动试验规定的登梯次数再增加 15%，3min 内完成。后者要求受检者 4.5min 完成三倍量的登梯次数，同时提高试验阳性的标准，将缺血型 ST 段降低标准提高到≥0.1mV，以提高冠心病的检出率。

（陈　旭）

第三章

心肌保护与体外循环

第一节　心肌保护

心肌保护是指在心脏手术中或手术后所采取的减轻及预防心肌缺血后损伤的策略和方法。心肌缺血再灌注损伤是心肌缺血性损伤的主要原因。缺血再灌注损伤可导致心内膜下心肌坏死，其实质是心肌能量供需失调，临床上表现为低心排血量和低血压。

一、缺血再灌注损伤

心肌缺血再灌注损伤的基本类型包括心肌顿抑、细胞凋亡、心律失常、术后低心排血量综合征。心肌顿抑是指不论心肌在术后是否恢复正常血流，都将持续几小时或几天的损伤。心肌顿抑的心功能不全在术后4h最重，24~48h完全恢复，一般无细胞超微结构的损伤。细胞凋亡，是孤立的心肌细胞对手术损伤刺激有序变化的死亡过程，与坏死显然不同。其形态变化是多阶段的，互不同步，凋亡细胞最终被分割包裹为凋亡小体，无内容物外溢，不会引起周围的炎症反应。凋亡小体可迅速被吞噬细胞所吞噬。心律失常包括室性心动过速、心室颤动或传导阻滞，发作频率不等。低心排血量综合征则表现为低血压、少尿、四肢湿冷、脉细弱等，是死亡的主要原因。

对再灌注损伤的深入研究现已证明，氧自由基是造成这种损伤的重要因素。心肌通过线粒体的氧化磷酸化过程产生能量，以维持细胞功能和活性。正常情况下氧在线粒体内细胞色素氧化酶中接受4个电子还原成水并产生能量。缺氧再灌注期间由于ATP的消耗，氧分子在还原过程中接受的电子数不足，因而生成有毒性和化学性能极活跃的氧自由基。过量的自由基在体内与很多生化成分如脂质、蛋白质、核酸等发生反应，破坏组织的化学结构而造成各种损害。

二、心脏搏动状态的保护技术

术前患者应从以下方面加强心肌保护：①增强心肌能量储备：患者术前心肌状态差，尤其在并发糖尿病、肥胖、左心室肥厚、高血压等疾病时，将影响到体外循环后缺血心肌心功能的恢复。术前对这些并发症适当处理和控制，可增加心肌的能量储备，提高术中心肌缺血的耐受性。术前应用极化液（GIK），可提高心肌中三磷腺苷、磷酸肌酸、糖原的储存，增强心肌抗缺血能力，利于术后心功能的恢复。②改善内环境：充血性心功能不全的患者常并发钠、水潴留，心脏负荷加重，应用利尿剂并限制水、钠的摄入。术前纠治低钾血症十分重要，一般应补钾7~10d。心房颤动并发心室率快者，主要应用洋地黄治疗。③减少心肌氧耗，增加心肌氧供：术前使用α肾上腺素能受体阻滞药能降低儿茶酚胺的水平，减少心脏做功。体外循环前使用钙通道拮抗剂，可延迟或减少心肌的缺血性损害。

术中转流开始后主动脉阻断前的心肌保护也很重要，主要应注意以下两点：①保证心肌的血流灌注：此阶段维持心脏搏动和充分的冠状动脉血流对心肌保护很重要。如果处理不当，易于发生心室颤动，心肌耗氧增加。为保证心脏在此期间的搏动状态，转流开始时应适度控制静脉回流，逐渐加大静脉回流，使心脏射血逐渐向体外循环机射血过渡，防止血压骤降。低温对机体有一定刺激作用，体外循环前对预充液复温，避免冷液对机体的刺激，根据手术进程延迟降温。②心腔充分引流：术中保证心脏的空虚状态是心肌保护的重要措施之一，主要是心腔引流。可减少心脏做功，降低氧耗，防止心脏膨胀致心肌损伤，增加冠状动脉血流。

体外循环中开放升主动脉后，冠状动脉血流恢复，此时宜维持较低的灌注压。多项临床研究表明，该阶段高灌注压可加重再灌注损伤，此时灌注压以维持于7.8kPa（60mmHg）左右为宜，当心脏搏动正常后可提高灌注压力。此时，不宜补充钙剂，否则可加重心肌细胞的钙超载，加重再灌注损伤。在升主动脉开放5min后，心搏正常后补钙较为适宜。

冠状动脉血流恢复后，多种因素可影响心脏复搏，此时应仔细分析原因，具体解决，而不是一味地电击除颤。常见的原因有：①钾代谢紊乱：高钾和低钾都可影响心脏复搏。低钾可使心脏兴奋性增高，高钾可使心脏兴奋性降低。可通过血气分析确定血液钾离子状态。低钾应及时补钾，高钾可通过碳酸氢钠和钙剂处理，血钾仍高可使用胰岛素。②冠状动脉问题：常见的是冠状动脉进气，可顺行灌注停搏液，提高压力和流量。冠状动脉粥样硬化，术前未造影，术中可触摸到冠状动脉条索样或囊球样改变，此时应尽快行冠状动脉搭桥手术。③心率问题：心率快慢可影响心脏复苏。一般婴幼儿患者不耐受心率过慢，心率慢会使心排血量降低。老年患者和冠心病患者不耐受心率过快，心率快可增加心脏做功和氧耗。应尽快寻找原因并纠正。

三、心脏停搏状态的保护技术

（一）晶体心脏停搏液与血液心脏停搏液

1. 冷晶体心脏停搏液　冷晶体停搏液是以高浓度含钾心脏停搏液灌注心脏，使跨膜电位降低，动作电位无法形成和传播，心脏停搏于舒张期，心肌电机械活动停止。低温使心肌基本代谢进一步降低，能耗进一步减少，心肌缺血耐受能力增加。

各种晶体停搏液按所含离子成分和浓度不同可分为低钠无钙的细胞内液型和钠、钙接近正常的细胞外液型两类。细胞内液型主要是减少钙离子内流，使心肌不能收缩而停搏，其代表配方为 Bretschneider 停搏液。细胞外液型主要通过高钾去极化作用，使心脏停搏，其代表配方为 St. Thomas 停搏液。

2. 血液心脏停搏液　含血心脏停搏液使心脏停搏于有氧环境，避免心脏停搏前短时间内电机械活动对ATP的消耗。心脏停搏期间有氧氧化过程得以进行，无氧酵解降到较低程度，有利于ATP保存，较容易偿还停搏液灌注期间的氧债。应用冠状静脉窦持续灌注（或主动脉根部多次灌注），使心肌缺氧减到最低限度。用调整的氧合血心脏停搏液行再灌注，能防止和逆转再灌注损伤，促进心功能恢复。血液的其他作用包括血浆蛋白的胶体渗透压、红细胞的缓冲和抗氧自由基及其他离子和微量元素等，均非晶体液可比。随着临床上广泛的实践，许多资料均证明，应用4～6℃冷血心脏停搏液灌注，才能使灌注后心温降至15℃左右，迅速停搏，低温下心脏氧需量显著减少，而摄取的氧量仍远多于需要的量。血液心脏停搏液取材方便，又是自身血液，灌注液可全部收回，故不会导致过度血液稀释，因而多不需应用超滤。

已遭受严重损害的心肌只能在停搏和常温环境下才有机会提供能量生成和修复细胞损害。温血心脏停搏液诱导停搏和终末灌注一样，是对有严重损害的心肌提供修复，以免阻断主动脉后加重缺血性损害。具体方法是：在主动脉阻断前3～5min，用37℃温血心脏停搏液（钾25～30mmol/L）500ml 按每分钟150ml灌注，心脏停搏后阻断主动脉，将心脏停搏液变温水箱转到最低温度降温，继续冷血心脏停搏液灌注500ml。以后每20min复灌1次，每次3～5min，每分钟80～150ml，血钾浓度8～10mmol/L，维持心电图在等电位线。终末灌注是在手术接近完成，开放主动脉前3～5min，用37℃温血心脏停搏液（钾8mmol/L）灌注500ml，每分钟150ml，然后开放主动脉，保持主动脉压5.3～8.0kPa（40～60mmHg）2～3min。因心肌在再灌注早期不能耐受高压力灌注，故应短时间降低灌注流量使心肌适应。

（二）停搏液的灌注方法

1. 经主动脉根部冠状动脉灌注　在全身中、浅低温下和插入左心房减压管后，在升主动脉根部前壁经荷包缝线插入心脏停搏液灌注管。灌注管内径成人应 >2mm。开始时灌注量可较大，最好在阻断主动脉时间断灌注，以保持主动脉内压力使主动脉瓣关闭。通常用4℃冷心脏停搏液按 200～300ml/min 的速度灌注，成人首次灌注量 10～15ml/kg 或视心脏大小及肥厚程度而定。婴幼儿可达 30ml/kg。成人大心脏或冠状动脉狭窄者灌注量可达 1L，平均灌注压为 8.0～10.7kPa（60～80mmHg），心室颤动时可更高。若压力过低，则心脏停搏液不易到达内膜下心肌。以后每隔 20min 补灌一次，灌注量及钾浓度减半，以能维持心脏停搏为准。手术期间如有心电图活动应随时补灌。

2. 冠状动脉口直接灌注　此法常作为主动脉根部灌注的补充，特别在主动脉瓣关闭不全或主动脉瘤手术时适用。切开主动脉后，显露左、右冠状动脉开口，插入专用灌注管，最好用软头插管，以免损伤血管开口部。先灌注左支，按 100～200ml/min 灌注 200～300ml，后灌右支 150～200ml。也可只灌一侧占优势的血管，用量 400～500ml。主动脉瓣置换或主动脉瘤手术时，向心腔内倒入 4℃生理盐水行心内膜降温，在手术结束时倒入 38℃温盐水复温，对心肌保护有利。

3. 逆行冠状静脉窦灌注　逆行灌注的解剖学基础是冠状静脉系统无静脉瓣，故灌注液能在较低压力下由心外静脉进入左、右侧心脏，经毛细血管、小动脉，由冠状动脉口流出。逆行灌注最适合于双瓣置换、主动脉瘤切除，对心脏移植也能减少供心缺血时间。逆行灌注的初灌量为 500～600ml，压力 <5.3kPa（40mmHg）。持续逆行灌注每分钟 100～150ml。注意事项：①逆行灌注时连续监测心电图至等电位线并持续一段时间为止，以后有电活动时适当用高钾液加氧合血混合补灌。②灌注压保持在 15～40mmHg。③术中由于心脏牵拉，可致插管脱入右心房，脱管后压力即降至 0.53kPa（4mmHg）或以下，心肌颜色苍白，心房膨胀，应立即重新插管。④有永存左上腔静脉开口于冠状静脉窦者不适用，因使溶液注入左上腔静脉致心肌失去保护。

晶体心脏停搏液可用泵管法或重力法灌注。泵管法是将泵管（6.4mm 内径）装入血泵，输入端与心脏停搏液血袋连接，输出端管道远端包于无菌包内递交手术台上，排气后接至主动脉根部灌注管或冠状静脉窦插管灌注。术前准确测定所用泵管每分钟流量。成人灌注量较大，各类手术均适用。重力法适用于小儿，方法是：将心脏停搏液瓶提升到距手术台 1.0～1.5m 高度，借瓶内重力灌注，但在瓶口需插入一长达瓶底的进气针。此法无灌注压过高和溜入空气之虑。

（陈　旭）

第二节　体外循环基本设备

一、体外循环机

体外循环机是由一组泵组成的可以驱动血流按预定方向和速度流动的机械设备，在体外循环中主要起到暂时代替心脏泵血功能、驱动停搏液的功能以及吸引心脏及术野血液的功能等作用。理想的体外循环机应该具备的特点：①必须可以在克服 67kPa（500mmHg）阻力的同时提供 7L/min 的流量。②泵驱动不损害血液的细胞及非细胞成分。③所有与血液接触的部分应该是没有任何无效腔的光滑表面，防止产生血液停滞和湍滞，可随意使用而不污染血泵的固定部件。④流量校正应该确切并且可恢复，以便精确监测血流量。⑤一旦发生断电情况，泵可以手动操作。

二、变温系统

1. 目的　体外循环术中低温最重要的目的就是提供一定程度的脏器保护，使体外循环更加安全。

2. 机制　低温降低氧代谢。机体大部分的生理和生化功能都是在酶促反应下进行的，酶促活动随温度的降低而减弱。在低温状态下，各种耗能减弱，从而使细胞的高能物质得以储存。最明显的机制是降低了代谢率和耗氧量。低温可抑制内源性损伤因子的释放，如自由基、炎性因子等，还减少兴奋性神经递质的释放，这在中枢神经系统保护中的意义更加重要。低温体外循环可减少灌注流量，增加血液稀释度，降低氧与血流量的比例，因而同时减少了血液的破坏，降低术后微栓（固体栓子）的发生率，从而起到脏器保护作用。

三、氧合器

1. 鼓泡式氧合器　氧气经发泡装置形成微小气泡，在氧合室内与血液充分混合成微小气泡，血液与气体直接接触完成氧合的同时进行血液变温，再经特制的去泡装置后成为含氧丰富的动脉血流入储血室。

2. 膜式氧合器　血液与气体不直接接触，通过特制的薄膜完成气体交换的人工氧合装置是膜式氧合器，简称膜肺。与鼓泡式氧合器比较，膜式氧合器具有以下优点：良好的气体交换能力；对血液的损害小；减少栓塞的发生；长时间循环支持；改善脏器功能。

四、体外循环管道和插管

1. 动脉泵管　动脉泵管的选择可根据患者体重及对灌注量的要求选择 6.35mm（1/4in）、9.53mm（3/8in）和 12.7mm（1/2in）的管道。选用适当直径的泵管可以避免泵速过高和减少预充量。

2. 静脉引流管　静脉引流量是维持体外循环灌注流量的基础，而静脉引流管的直径直接影响体外循环静脉引流量。足够大的静脉引流管口径是静脉充分引流和组织灌注的关键。常规手术中，6.35mm 管适用于体重在 10kg 以下的患者，9.53mm 管适用于 10～50kg 的患者，12.7mm 管适用于 50kg 以上的患者。

3. 心外和心内吸引管　心外吸引可保证术野的清晰和血液的回收利用，使用时避免负压过大和泵转速过高。心内吸引管即左心吸引管，主要作用是引流心腔内血流进行减压或吸引心腔内的血液暴露手术野。

4. 动、静脉插管　临床上根据插管位置不同将动脉插管分为升主动脉插管、股动脉插管和腋动脉插管。升主动脉插管是最常用的动脉插管，根据形状不同可分为直端和弯端插管、普通和钢丝加强插管、薄壁高流量插管、成人和婴幼儿插管。主动脉插管口径的选择主要根据患者的体重而定。静脉插管分为上、下腔静脉插管和右心房/下腔静脉二级管，上、下腔静脉插管适用于先天性心脏病的矫治手术和需要切开右心房的手术，二级管适用于无须切开右心房的手术。

（陈　旭）

第三节　体外循环管理的基本方法

近 10 年来，常温体外循环逐渐推广，大多数体外循环心脏手术仍应与低温结合，尤其是婴幼儿心脏手术仍有必要：①小儿发绀型心脏病术中回心血量多，低温可使之减少；②术中回心血量多，影响心内操作；③婴幼儿对低温耐受性较好；④复杂手术操作时间长，应用深低温低流量可提供脑保护。低温使代谢率降低，从而提高机体对失血、缺血和低灌注的耐受力，延长阻断循环的安全时限。由于流量可相对降低，因而减轻血液的破坏。

目前，低温方法包括血流降温和体表降温两种。血流降温适用于一般心脏手术。简单手术用浅低温鼻咽温 30～28℃，较复杂手术可降至 25℃，此温度可使回心血量减少 2/3。特殊情况，如控制术野大出血，可降至 20℃，在低流量或短时间停循环下完成。深低温停循环手术温度应降至 16℃。体重较大或深低温停循环手术应结合体表降温，使体内组织温差缩小，缩短降复温所需的转流时间。

心脏局部降温也是常用的低温方法。冷心脏停搏液灌注心脏后心温多为 0℃ 以下，但心脏温度在 15min 内通常可恢复至 20℃ 或以上，因此仍需在心外用冰水、冰屑局部降温，结合手术室温度下调降温效果更好。心脏局部深低温应防止心肌和膈神经冻伤。对于切开心脏的手术，向心腔内倒入冰盐水，可使心内膜直接降温，还可洗出组织碎屑，但应注意勿使液体回到灌注液内。

一、预充液

泵管氧合器和灌注管道在插管转流前必须预先充满液体，故称预充液。预充液分晶体液和胶体液两大类。晶体液常用者有平衡液、复方氯化钠、生理盐水、5% 葡萄糖等，胶体液包括血液、血浆、人白蛋白和代血浆。其他多种药液也常在转流前或转流中加于氧合器内，故也应计入预充液量，如氯化钾、硫酸镁、碳酸氢钠、甘露醇、肝素等。

预充液的选择：接近生理性血浆的电解质、渗透压和酸碱值的溶液均可应用。平衡液和复方氯化钠是常用的基础液。5% 葡萄糖由于转流中血糖普遍增高，高血糖还可加重脑缺血性损害，故只能少量（<20% 预充量）应用或不用。甘露醇有增加肾血流和利尿作用，一般用量为 $0.5 \sim 0.75g/kg$，手术后不宜应用，以免增加心肌负荷和脑细胞脱水。乳酸复方氯化钠溶液也是应用最广的预充液之一，但用于糖尿病患者可致血糖急性增高。碱性药物碳酸氢钠常用以调节血液 pH 值，但用量不宜过大，接近血液正常 pH 值即可。碳酸氢钠、氯化钾、硫酸镁等溶液均应在转流中分次加入氧合器内，避免高浓度药液进入血管引起血压波动。预充液的渗透压也应接近正常（$280 \sim 300mmol/L$），低渗增加溶血，使红细胞和肌肉内水、钠增加，此为血液胶体渗透压降低所致，细胞钠钾交换增加导致钾丢失加重，而镁常与钾同时丢失。

胶体预充液对于婴幼儿非常必要。小儿预充液量常大于自身血容量，故需加库血补充。发绀患者血浆成分少，血液稀释量大，故也应加入血浆或白蛋白以补充胶体蛋白。其他如严重贫血和长时间转流时也常有加入血液或白蛋白的必要，以减轻间质水肿。血浆代用品除提高胶体渗透压外，还有改善微循环作用，成人用量限 1L 以内。羟乙基淀粉不应在术后应用，以免增加术后出血。

二、血液稀释

血液稀释可改善微循环灌注，减轻酸中毒，减少体外循环多种并发症。常温下血容量正常时血液稀释到血细胞比容（Hct）0.3。Hct 低于 0.2 时氧利用率降低，中、浅低温时机体耗氧量降低，但血液黏滞度增加。血液稀释以 Hct 达 $0.20 \sim 0.25$ 为度，最低不低于 0.16。小儿也可按此标准稀释。一般成人按 $30 \sim 40ml/kg$ 晶体液预充，即达到血液稀释要求。此液量足够预充泵管氧合器最低液面和灌注管道之需。但小儿体外循环手术，除应使用小的氧合器、泵管和灌注管道外，仍需酌用适量库血。

小儿应用 48h 以内库血，成人不超过 1 周。库血贮存 1 周血钾可由 3.4mmol/L 增至 12mmol/L，游离血红蛋白由 $0 \sim 100mg/L$ 增至 250mg/L。

血小板数在 48h 后已极度减少。白蛋白仅适用于小儿或发绀患者，成人常规手术无须使用。白蛋白用量按 1g/kg 给予。1g 白蛋白可保留血管内容量 18ml，半衰期约 15h。

输库血后由于枸橼酸盐使血中游离钙降低，故可在心脏复搏后 $10 \sim 15min$ 补充氯化钙或葡萄糖酸钙以增强心力，每输 100ml 血给钙 0.1g。转流中应保持低钙。

（李 倩）

第四节 肝素化和鱼精蛋白中和

肝素通过抗凝血酶Ⅲ起抗凝作用，不仅对凝血酶和纤维蛋白原有抑制作用，而且对凝血因子Ⅻ、Ⅺ、Ⅹ、Ⅸ都有作用。肝素制品来自牛肺或猪肠，后者有较多抗原性，故不如前者。临床上通常以 100u 为 1mg 计，多数按 3mg/kg 给药，<2mg/kg 可能导致纤维蛋白溶解增多，>4mg/kg 可能加剧凝血障碍。

全血活化凝固时间（activated clotting time，ACT）监测是体外循环时肝素定量的简便可行的方法。ACT 400s 是最低安全范围，480s 是开始转流的最适抗凝范围。一般在给肝素后 5min 测定第 1 次 ACT，以后在 45min 复测一次，若 ACT 不足应及时追加肝素量，通常按 100u/kg。低温下肝素消耗量很少，肝肾功能不全者肝素易在体内积聚，补充肝素时均应按 ACT 值给药。

鱼精蛋白硫酸盐是一种得自鱼精的有机碱，能对抗酸性肝素的作用，中和电荷，阻止抗凝血酶Ⅲ的抗凝作用而使凝血正常。通常按鱼精蛋白与初始体内肝素量的 1∶1 ~ 1.3∶1 给药，也可按停转流前ACT 值计算所需鱼精蛋白量。鱼精蛋白注入途径，可经心内缓慢（3 ~ 5min）注入，也可经静脉滴入。

心内注射往往失之过快，还是以静脉滴注较好。

鱼精蛋白给药后可有不同程度降压作用，此与血管扩张或心肌抑制有关。临床上快速注射鱼精蛋白时，由于未结合的鱼精蛋白进入冠状动脉后可直接抑制心肌而加重低血压，如经静脉注射或经主动脉注射，则可减少这种未结合鱼精蛋白进入冠状动脉。

为了防止血压下降，注入鱼精蛋白前注意血容量要充足，必要时加速输血或输入高张葡萄糖液，也可给钙剂。如有荨麻疹、皮肤潮红等症状，可给氢化可的松或小剂量肾上腺素。有时也可发生致命性肺血管收缩和右心衰竭，表现为呼吸道阻力显著增加、发绀或有血性泡沫液从呼吸道涌出，心缩无力，血压下降，治疗上除正压给氧控制呼吸，加速输血，应用肾上腺素、皮质激素、钙剂外，无效时可再次肝素化恢复体外循环。为此，体外循环机应在注入鱼精蛋白后再撤。血流动力学稳定，停转流后体内残余肝素不必用鱼精蛋白中和。

鱼精蛋白仅能中和循环中的肝素，又因鱼精蛋白半衰期较肝素短，肝素中和后即使ACT已恢复正常，在以后数小时内有时仍发生出血增多，即"肝素反跳"。追加小剂量鱼精蛋白多有效。必要时可做鱼精蛋白滴定和其他有关实验室检查，如血小板、纤维蛋白原测定或鉴定弥散性血管内凝血等。

（李 倩）

第五节 体外循环灌注技术

一、低温体外循环

（一）氧合器和动静脉插管选择

依据体重或体表面积选用不同型号的氧合器和动静脉插管号。转流时间长、重症和婴幼儿均宜选膜式氧合器。动脉插管还应以转流中最高流量灌注管压不超 13.3kPa（100mmHg）为准。静脉引流量决定于静脉插管截面积和心脏至氧合器落差（约40cm）。

（二）转流中的监测

转流中的监测极为重要。在麻醉开始后即由麻醉医师或护士分别安置心电图、导尿管、鼻咽温、直肠温以及动脉压和中心静脉压的插管。动脉压通常经桡动脉插管，测压管保留到术后监护室和供采血做血气分析。复杂手术还应于术中行左心房插管测压。

体外循环机安装时应安好各种压力管和温度探头，包括鼻咽温、直肠温、氧合器动脉血温、水箱水温、冷心脏停搏液温度以及泵压、动脉压、冷心脏停搏液灌注管压，并均能在显示屏上显示和便于调节。泵压、灌注管的气泡监测仪和氧合平面光学报警装置均能自动报警和停泵。术前应保证仪器性能可靠。水箱能在 >42℃时自动停止加温。检测ACT和血气分析的采血三通管，均应接好备用。

氧合器、血液回收器、动脉微滤器和相应管道现已有成套灭菌用品。氧合器安装时应先试验水道有无渗漏。膜肺和微滤器要先用二氧化碳通气，便于排净气泡。泵管压紧度要适当。灌注管道连接可靠。特殊用品或管道如左上腔静脉插管、股动静脉插管等也应随时可用，以备不时之需。无论如何，机器应在手术需用之前备好。

（三）转流的开始与结束

体外循环应在动静脉插管后立即开始。通常先插动脉管，腔静脉插管时因小儿体内血容量少，腔静脉管道先预充生理盐水。小儿血管腔细小，也可在插入一个腔静脉管后立即开始转流。开动血泵前灌注师应确知患者已肝素化，动静脉管道在台上无钳夹，再巡视一遍氧流量、动静脉压及体温数值。缓慢开动血泵后，观察泵管灌注压变化，继而逐渐开放腔静脉引流管，保持动静脉压平稳下降，密切观察氧合器血平面，不可过低。在 2~3min 内由部分转流过渡到全部转流时预定的流量。血压稳定后即开始血流降温。注意水温和血温温差在12℃内，不宜用冰水降温，在小儿常可因血温降低过快发生心室颤动。鼻咽温或食管温30℃左右开始阻断主动脉，同时行冷晶体或血液心脏停搏液冠状动脉灌注。年龄较大或血压高的患者阻断主动脉时应暂时停泵或减少动脉灌注量，避免主动脉钳夹所致的内膜损伤。

转流中的灌注指标如下：①灌注流量，儿童2.4L（min·m²），成人2.0~2.2L/（min·m²）。浅低温28℃以上流量不变，中低温25℃可减少至1.6L/（min·m²）左右。②主动脉压8.0~13.3kPa（60~100mmHg），桡动脉压比主动脉压低1.3~2.6kPa（10~20mmHg）。③中心静脉压0~0.98kPa（0~10cmH₂O）。④尿量2ml/（kg·h），小儿1ml/（kg·h）。⑤血气值PO₂ 13.3~40.0kPa（100~300mmHg），pH值7.35~7.45，PCO₂常温4.5~5.8kPa（35~45mmHg），低温4.0~5.3kPa（30~40mmHg），BE±3，SvO₂ 65%~75%。不做温度校正。⑥ACT>480s。转流中尽量按上述指标调整流量和血气比率，分次在氧合器内补充必要的药物，如氯化钾、硫酸镁、碳酸氢钠、地塞米松、呋塞米和抗生素。心内吸引按回心血量调整吸引泵速。氧合器血气比值多数在1∶1左右，PO₂用混合氧浓度百分数调节，PCO₂用气体流量增减调节。如BE负值过大，则可加入碳酸氢钠。冷心脏停搏液要每20min补充灌注一次，保持心电图在等电位。

按灌注流量指标一般不造成代谢性酸中毒。灌注中平均动脉压通常在开始时偏低，主要是血黏度急速下降所致，儿茶酚胺也被稀释，但在15~20min后应逐渐回升。成人瓣膜手术和搭桥手术常见血压过高，可酌情应用血管扩张药（硝酸甘油、硝普钠或酚妥拉明）。小儿灌注压常较低。灌注压低于6.7kPa（50mmHg），尿量即大减，应注意有无意外失血，如血液进入胸膜腔或腹后壁等处。压力低可致脑供血不足，而高血压可致出血危险。转流中腔静脉管不应部分钳夹，以免发生阻塞性脑淤血。转流中中心静脉压由于引流管吸引常接近0，表示引流通畅，不应>147kPa（15cmH₂O）。中心静脉压突然升高，提示该引流管梗阻，应立即纠正。

心内主要操作完成后，开始血流复温，水温要随体温逐渐升高，保持温差在10~12℃。当手术因故延长时，应避免过早复温。

开放主动脉前暂停左心吸引，使左心房内有血液充盈而排出气体。发绀型患者心内回血量多，有时只将吸引减慢即可，因左心停吸时间稍长，可致心脏膨胀。大心脏在缝合房间隔时应向左心房倒入生理盐水，缝合右心房或右心室切口排气前暂时开放上腔静脉阻断带，使血液自切口涌出。心内排气还包括请麻醉师间断膨肺，放低床头，术者抬高心尖，振荡心脏，负压吸引主动脉根部灌注口，必要时用粗针穿刺心室和主动脉，最后开放主动脉阻断钳。心内气体需在血液较多时才能随血液排出，隐窝和肺静脉内空气也不易通过一次膨肺或穿刺即能排净，故上述心内排气操作必须反复多次，特别对大心脏如三尖瓣下移畸形等，主动脉开放或除颤复跳后，仍要观察自主动脉根部造口排出的血液，直至完全无气体排出后再加结扎。开放主动脉钳时要降低灌注流量，因缺血心肌易受高压损伤。3~5min后逐渐提高流量，保持动脉压在8.0kPa（60mmHg）以上，使依赖舒张压灌注的冠状动脉得到充分灌注。左心房仍持续减压，以利心肌复苏。心脏持续心室颤动者可给利多卡因（1mg/kg），用直流电10~20J除颤。

停止灌注的指标如下：①体温接近正常，直肠温不低于33℃（除非有变温毯保温）；②心电图无缺血图形，未见窦性心动过缓；小儿心率应恢复在100次/min以上；③动脉压在10.6kPa（80mmHg）以上，降低流量，血压不下降；④术野出血已基本停止；⑤血气分析、血钾测定接近正常或已纠正。

转流停止时要求平稳，缓慢增加心脏工作量。可先拔出一根静脉管，逐步减少灌注量。停机时或停机后继续输血时要同时观察心脏充盈和搏出情况，使动脉压稳定在10.6~16.0kPa（80~120mmHg），左心房压或中心静脉压在0.7~2.0kPa（5~15mmHg）之间。心功能差的患者既要提高右心压力以克服肺动脉阻力，又要防止心脏过胀导致心力衰竭。通常还需应用多巴胺和血管扩张药以增强心缩力。对左、右心发育不良者也要提高前负荷，还需加入低浓度异丙肾上腺素加快心率，以维持心排血量。停机后如动脉压不稳，左心房压力高，应考虑心功能不足。如应用药物无效，则应再次辅助转流或行主动脉内球囊反搏。心率慢或房室传导阻滞者加心外膜起搏。

（四）转流中意外情况处理

转流中可发生多种意外情况，仅举重要者列举如下：①主动脉插管进入管壁夹层：转流开始后灌注泵压急剧升高，插管处可见局部膨胀和血液溅出。有时管头部分在夹层内，部分入主动脉腔内，血液仍能灌入但灌注压仍极高，应立即停泵，防止产生夹层动脉瘤并重新插管，同时钳夹静脉引流管，防止失血。在重新插管时，如失血量过多，要防止心搏骤停。必要时用动脉灌注管行主动脉输血输液。②动脉灌注管大量进气：最常见原因是氧合器动脉血液打空，也可由泵管破裂、脱开，氧合器血平面过低而流量过大，腔静脉回血突然中断等原因造成。如发现灌注管内有大量气泡，应立即停泵，并开动倒泵吸引，同时钳夹腔静脉引流管。如见患者主动脉或颈动脉内有气，表明已发生脑气栓，应立即行上腔静脉逆灌，即：脱开动脉灌注管连接管，排气后接于上腔静脉插管外口，以 1～2L/min 流量向头部逆灌约10min，直至主动脉插管流出的血液无气泡为止。以后改为正常转流并行血液降温。逆灌时改头低位，头部放冰袋，给予地塞米松、硫喷妥钠等药。术后维持浅低温（34℃）24h。③主动脉中断并发大型室间隔缺损或动脉导管未闭行导管结扎时，有时误扎降主动脉。此因主动脉弓中断，术前常未能确诊。当血管结扎后立即无尿，同时可见两下肢苍白，足背动脉搏动消失。如能及时发现，解除结扎线尚能挽救。为此，对每例动脉导管结扎后，应常规观察有无排尿。

二、常温体外循环

常温体外循环温血心脏停搏液冠状动脉灌注（温心手术）自20世纪90年代初开始应用于临床。常温手术避免了低温时心肌氧利用和酶活性的抑制等多种不利因素，而持续温血心脏停搏液灌注可使心肌在主动脉阻断期间不发生缺血，从根本上防止或减轻缺血再灌注损伤。温心手术使血管阻力降低，有利于减轻心脏后负荷是另一重大优点。由于心功能改善，降、复温时间大为缩短，自动复搏率多在90%以上，主动脉开放后的再灌注时间也明显缩短。

温心手术的基本方法除保持体温和心温较高外与低温法相同。灌注流量仍按 2.4L/（min·m²），Hct维持于0.25。血液心脏停搏液初灌钾浓度应为 20～25mmol/L，灌注量 20ml/kg，心脏停搏速度一般较冷晶体液慢，但心肌在有氧下停搏，不必要求快速停搏。手术时间长时，也可改用冷血心脏停搏液每20min 间断灌注，可避免灌注量过大导致血液稀释和血钾过高。常温体外循环心脏停搏液灌注多数经冠状静脉窦逆灌。

三、深低温停循环

深低温停循环主要应用于2岁以内、体重10kg以下的婴幼儿复杂心脏手术，成人心脏大血管手术为控制出血也可经深低温停循环或低流量下参照实行。此法的主要优点是：①手术在完全无血、静止、无心内管道下操作，故更为准确快速；②减少心内吸引，减轻血液有形成分破坏；③减少灌注肺和肺水肿的发生；④缩短体外循环时间。

体外循环装置要求有变温性能好的膜肺或血液变温器，适用于婴幼儿的各种心内插管和微量输液泵。备 24～48h 库血 200～400ml。

全身麻醉和气管插管后进行体表降温。可用变温毯降温，也可用多个冰袋分别置头、颈、腋、腹部及腹股沟各处。监测鼻咽温和直肠温。预充应用平衡液。

盐液加适量血浆或白蛋白（10～12g），婴儿血量常不够总预充量的一半，故多需少量库血预充使转流时血细胞比容>20%。全身肝素化按 2mg/kg，预充液内按 20mg/L，预充血按 50mg/L 给肝素。预充液内还可加入 20mg/kg 甲泼尼龙和 0.2mg/kg 酚妥拉明，有助于增强细胞膜稳定性，扩张血管，缩小体内温差。

体外循环开始后继续血流降温。灌注量 100～150ml/（kg·min），通常降温至鼻咽温 18～16℃或直肠温 21～18℃。血温达预定幅度后停止转流。灌注师钳夹动脉灌注管，同时经静脉引流管放出体内血液至氧合器和贮血瓶内，放血后钳夹腔静脉管，术者拔出右心房内插管，进行心内手术。灌注师维持膜肺管道内血液自循环，氧流量维持低流量。停循环安全时限为 45min。

深低温低流量灌注技术与一般低温体外循环相同。用于婴幼儿时的降温方法、预充液配制与停循环相同，但降温程度应比停循环稍高，不低于鼻咽温 22℃，借以保持脑血管自动调节能力。灌注量，婴幼儿 50ml/（min·kg），成人 30ml/（min·kg）。冷心脏停搏液每 20min 补灌一次。预充液量比停循环者多，故需加一定比例的白蛋白或血浆。术中应用呋塞米，尿少者在复温时加超滤。体外循环时间可为

60～90min。

深低温低流量灌注的优点是：①回心血流少，手术野显露清晰；②可减少血液有形成分的机械损伤，降低术后并发症发生率；③在深低温下保持了一定的灌注流量，对满足脑组织代谢需要，防止脑损伤更有意义；④机动性强，可根据手术情况决定暂停循环或逐步升温，是在深低温停循环技术上的发展。

四、不停搏体外循环

不停搏体外循环是指体外循环插管后仅阻断上下腔静脉而不阻断主动脉，也不应用心脏停搏液灌注，仍保持心脏搏动的体外循环手术。此法在体外循环早期常用于简单房间隔和室间隔缺损修复或肺动脉瓣狭窄切开等手术，尤其在缝合室间隔缺损时，认为保持心脏搏动可观察对传导束的损伤。随着体外循环的进展和对传导束走行的深入了解，不停搏体外循环已被标准的阻断主动脉和灌注心脏停搏液取代，但不阻断主动脉，却有减轻心肌缺血再灌注损伤的优点，近年来又有不少应用的报道。

不停搏体外循环的适应证包括简单房间隔和室间隔缺损缝合、二尖瓣替换、三尖瓣成形和三尖瓣下移畸形矫治等。术前应确定主动脉瓣功能良好，无关闭不全。

为防止心室颤动和减慢心率，温度保持鼻咽31～32℃。术中仍应备好用冷心脏停搏液或温血心脏停搏液冠状动脉灌注，以便随时改变体外循环方法。术中应着重防止气栓发生，全身灌注压力保持在平均压8.0kPa（60mmHg）左右，以减少心内回血；心内吸引以看清缺损边缘，便于缝合为宜，不可进入左心。缝合时暂时停止呼吸。闭合缺损最后一针时，膨肺排尽左心气体。二尖瓣替换时切开房间隔进入左心房后可向左心室内插入导管排气，切除瓣叶和缝合人工瓣膜时，要防止牵拉损伤心肌和影响主动脉瓣闭合。最后，在缝合心脏前向心腔内倒入生理盐水，排尽心腔积气。

此手术由于不阻断主动脉和不用心脏停搏液灌注，致手术时间缩短。由于心脏保持搏动，不中断血供，心肌保护较好，这在心功能不良尤其并发三尖瓣关闭不全的大心脏二尖瓣替换术时，较之常规主动脉阻断缺血时间较长者，术后发生低心排血量或心律失常等现象可明显减少。由于手术在心脏搏动下操作，故技术要求较高，初学者不宜采用。

（李　倩）

第四章

心力衰竭

第一节　冠状动脉血运重建术

在心力衰竭（CHF）患者的外科治疗中，最常见的手术方式就是冠状动脉旁路移植术。在美国，绝大多数心力衰竭患者由心肌病所致，而后者的原因大多数为心肌缺血造成，也就是说冠心病是引起心功能不全的主要原因之一。长期以来研究表明，对缺血性心肌病患者，冠状动脉手术（CABG）能够改善或减轻心绞痛症状，延长患者的生存期。近来的研究进一步观察到，CABG 手术能够改善心力衰竭患者的症状，这些要归功于外科技术的进步、心肌保护措施的完善，同时影像技术的进步也使得外科医生对心肌活力判断有进一步改进，这些使得心力衰竭的外科治疗更安全，患者从手术中获益更大。

最早应用 CABG 外科治疗心力衰竭的研究要追溯到 1972 年，Vetreans Affairs（VA）合作研究项目报道左主干病变患者外科手术后明显获益，以后又有多个中心的研究结果。尽管人们对治疗结果看法不同，但应用初期外科手术后近期（30 天）死亡率达到 15% ~ 30%。随后的研究认为对于左心室收缩功能不全的患者 CABG 为其禁忌证，从而限制其进一步应用。由于早期的内科治疗并未使患者长期生存率有所改善，人们再次考虑外科治疗的应用。一些中心报道对于缺血性心脏病并发心绞痛以及左心室收缩功能不全（LVSD）者，CABG 术后 2 年生存率明显增加，且和内科治疗比较心绞痛发生率下降。1972 年进行的冠状动脉外科研究（CASS）包括随机化研究以及非随机化研究。在随机化研究中，不论患者术前有否症状，EF <50% 的患者 10 年生存率有明显改善。对于那些严重的心绞痛并发三支病变患者，药物治疗和手术治疗后 5 年生存率有明显不同，分别为 52% 和 82%。同时 CASS 的研究资料表明，外科手术可以明显降低猝死的发生率。近 20 年的经验表明，对于左心室功能不全的患者，再血管化后 25% 的患着其长期生存率得到明显改善。CABG 术后 EF 的改善、长期生存率的提高以及患者生活质量的改善应归功于术后心肌功能的恢复。这一方面是由于 CABG 术后心肌的再灌注促进冬眠心肌的复苏，另一方面，由于手术避免了进一步的心肌缺血、心律失常甚至心肌梗死，保护了原来正常的心肌功能。

目前 CABG 适应证主要是那些一般情况较好、伴或不伴有心绞痛、远端靶血管条件较好、术前检查证实有功能的冬眠心肌的存在以及没有右心室功能不全的征象。随着经验的积累，那些 EF 低于 10%、需要二次手术甚至中度肺动脉高压的患者同样获得了手术治疗。然而，如果患者右心室 EF 很差、临床上有明显右心力衰竭和肺动脉收缩压持续高于 60mmHg，应当慎重处理，这些患者往往更适合心脏移植。也有研究认为，下述情况可能不适合外科治疗：外科手术风险大于长期获益；手术的死亡率可能与心肌缺血无关；或者旁路手术本身并不能预防缺血发生。

术前应用利尿剂和血管扩张剂可以减轻心室后负荷，使患者循环容量维持正常。对于严重心力衰竭患者，短期的正性肌力药物对于心室功能的恢复是有帮助的，如果不能撤离正性肌力药物的支持预示着心肌的严重损伤，并且任何的外科治疗总体预后极差，除非进行心室辅助或心脏移植。

术前应用心脏超声检查仔细评价心室功能和潜在的瓣膜病变。进一步的检查包括病理生理指标如氧消耗、肺功能以及心肺耐量指标。核素检查可帮助确定有否可逆性缺血，然而对伴有心绞痛的患者，多数中心往往直接进行冠脉造影检查。心绞痛预示心肌有存活，而存活心肌的数量或许是外科手术成功的最重要的相关因素。它不仅决定心肌收缩功能的恢复以确保患者顺利撤离体外循环，同时还预示心室功能的恢复和术后的长期生存率。[201]铊灌注扫描能够区分心肌组织和瘢痕组织，PET 扫描以及多巴酚丁胺负荷试验皆可用于评价存活心肌并预测术后心功能。

已有许多研究表明，冠心病并发 LVSD 者，如果患者仍有存活心肌，无论内科治疗或外科治疗均可能使收缩功能得到恢复。

及时手术以及完全再血管化是获得成功的前提。由于已经衰竭的心肌不能受到进一步缺血的打击，应仔细判断远端血管的质量，以确定能否达到高质量吻合。过多地花费时间在那些细小的或广泛病变的血管上，或做那些附加的技术如内膜剥脱等往往适得其反。除非技术非常熟练，不停跳搭桥技术对这些患者并不合适，因为不完全再血管化或由于短暂缺血打击所付出的代价是巨大的。一组 55 515 例患者 CABG 术后资料分析表明，低 EF 患者 CABG 术后仍然有较高的住院死亡率，分别为 EF < 20% 时为 6.5%，EF < 21% ~ 30% 时为 4.1%，EF < 31% ~ 40% 时为 2.7%；而一般情况下死亡率为 1.4%（EF > 40%）。高龄、女性、肝功能不全、肾功能衰竭、有症状心力衰竭、急诊手术、急性心肌梗死以及以往手术史为预后不良的预测因素。

多组资料均成功地显示，对于那些 EF 低于 25% 的缺血性心肌病患者，进行冠状动脉再血管化后其生存率、心室功能以及一般功能状态都有明显的改善。该类患者药物治疗 5 年生存率低于 20%，而心脏移植可达到 62% ~ 82%。许多研究报道，缺血性心肌病行 CABG 术后 1 年生存率为 85% ~ 88%，2 年 75% ~ 82%，3 年 68% ~ 80%，5 年 60% ~ 80%。手术死亡率报道为 3% ~ 12%，急诊手术为其独立的危险因素。与药物治疗相比，再血管化的患者生活质量明显改善。大多数研究表明患者活动能力明显提高，最大氧耗增加，一般功能状态大大改善。再血管化后心功能（NYHA）由术前的 3.5 变为 1.5，术后因为心力衰竭而再住院的患者明显减少，大多数患者回到工作岗位。随着心力衰竭外科经验的积累，充分的术前准备以及手术技术的改进，心力衰竭患者 CABG 术后长期生存率将会进一步得到改善。

（张　森）

第二节　心力衰竭患者的瓣膜手术

一、二尖瓣关闭不全外科治疗

二尖瓣关闭不全（MR）是心力衰竭和（或）LVSD 患者的一个常见并发症，在进展期患者中，中到重度 MR 的患者约占 59%。对于那些无症状患者、AMI 后并发心力衰竭或 LVSD 者以及那些慢性缺血性或非缺血性心疾病患者，慢性 MR 的出现以及程度是患者预后不良的征兆。功能性二尖瓣关闭不全的出现和日益加重的心室扩张有关，并进一步加重患者症状，明显缩短心力衰竭患者长期生存率，据估计生存率在 6 ~ 24 个月之间。

对二尖瓣功能性结构的深入理解是处理心力衰竭时瓣膜关闭不全的基础。二尖瓣装置包括瓣环、瓣叶、腱索、乳头肌以及整个左心室。因此，腱索、瓣环以及瓣下结构连续性的维持是保持二尖瓣几何关系乃至整个心室功能的基础。心力衰竭时，左心室的逐渐扩大引起二尖瓣关闭不全，后者可加重二尖瓣的反流和左心室的扩张。心肌梗死后心室重构伴有心室侧壁功能障碍的患者，可出现相同的变化并导致缺血性二尖瓣关闭不全。不论引起缺血性心肌病的原因如何，如果不进行干预，进行性二尖瓣关闭不全以及心室重构的最终结果是相似的。瓣环 - 心室装置的改变以及心室几何形状的改变最终将导致瓣叶的对合不良、瓣叶对合缘的消失，并引起瓣膜的关闭不全。因而，对这种异常瓣膜几何形状的重建不仅有利于瓣膜功能的恢复，同时可改善心室的功能。

早期治疗二尖瓣关闭不全的外科方法为二尖瓣置换术。由于对心室功能和瓣环 - 乳头肌连续性之间相互依赖关系知之甚少，其结果是对于 EF 较低的患者由于瓣膜置换手术过程中切除了瓣下结构，这些患者术后死亡率非常高。因而对心力衰竭患者的二尖瓣置换术应持谨慎态度。最近的许多研究报道了保存瓣下结构对术后心功能的重要性，从而使这些外科技术应用于心力衰竭患者。已经表明，二尖瓣手术中二尖瓣装置的保留能够加强心室的几何形状，减低室壁的张力，从而改善心脏的收缩和舒张功能。因而，保持瓣环、腱索和瓣下的连续性对于理想的二尖瓣几何形状和心室功能是必需的。同时，应用二尖瓣修复保持瓣叶的完整性和二尖瓣装置的动力学性能有益于心功能的恢复。在密西根大学，超过150例终末期心肌病伴有严重二尖瓣关闭不全的患者接受了二尖瓣成形术。所有患者尽管术前得到最大量的药物治疗，其心功能 NYHA 分级仍然为Ⅲ级或Ⅳ级。患者术前左心室功能严重低下，EF 均低于25%，平均14%。手术总死亡率低于5%。术后随访时间2~83个月，平均45个月。二尖瓣几何重建术后1，2，3和5年实际生存率分别为82%，71%，68%和57%。术后24个月评估 EF 增加平均达到26%，所有患者心功能 NYHA 分级达到Ⅰ级或Ⅱ级。NYHA 症状评分从术前的 3.2 ± 0.2 降低到术后的 1.8 ± 0.4。所有这些改善与患者的主观症状的改善相符合。最近几个中心报道了有关心肌病患者二尖瓣重建术的相似结果。由于其结果和心脏移植相似同时又避免了免疫排斥反应，这种二尖瓣的修复技术加上药物治疗将成为二尖瓣关闭不全以及扩张型心肌病的一线治疗方法。

尽管现有资料报道单独二尖瓣手术或二尖瓣手术合并其他手术的患者治疗心力衰竭数量越来越多，适应证也逐渐放宽，但目前总的结果并不完全一致。尤其是缺血性心肌病患者，当 CABG 手术同时进行二尖瓣手术时患者的长期生存率以及生活质量改善并不明显。所有这些促使人们去进一步研究经皮二尖瓣修复技术的效果。心力衰竭患者究竟采用药物治疗，或合并使用 CABG/或瓣膜手术，目前仍需要进一步多中心研究。

二、并发左心功能不全的主动脉瓣外科治疗

临床上常常见到严重的主动脉狭窄或关闭不全并发左心室功能不全的患者。这类患者往往被认为是外科手术高风险的患者。然而，近期的研究表明，外科治疗在这群患者中起到非常重要的作用。

主动脉瓣关闭不全并发左心室功能不全的患者往往伴有容量超负荷、心室扩张以及 EF 降低，并最终引起心室纤维化以及胶原的沉积。以往认为进展期心功能不全以及心力衰竭的患者最适宜的治疗方法就是心脏移植，这主要考虑到这类患者往往病变是不可逆的，外科手术有很高的死亡率（约10%），远期死亡率也很高，并且术后心功能明显恢复的患者并不多。然而，Cleveland 临床经验却使我们改变了以往的这些观点。从1972—1998年，共有88例 EF < 30% 的患者进行外科手术，而636例 EF > 30% 的患者作为对照组（表4-1）。从表中可以看出，研究组较对照组不仅年龄大，而且进展期症状更明显。此外，患者左心室舒张末期直径明显大于对照组。在20世纪70年代之前手术死亡率很高，然而1986年以后几乎很少见到手术死亡患者。尤其是2000年以后，手术后早期以及5年生存率和对照组相似。随着时间的推移，手术后 EF 开始改善，左心室收缩末期内径也开始改善。所有这些资料表明，继发于严重的主动脉瓣关闭不全的左心室功能不全的患者应当进行瓣膜手术而非心脏移植。他们的早期以及中期生存率和心功能较好的患者相似。尽管如此，对这些患者手术时间应当越早越好。

表4-1 主动脉瓣关闭不全患者瓣膜置换术临床资料

	LVEF≤30%	LVEF≥30%	P 值		LVEF≤30%	LVEF≥30%	P 值
病例数	88	636		FC Ⅲ	33%	16%	< 0.000 1
平均年龄	56 ± 12	52 ± 15	0.001	FC Ⅳ	8%	4%	< 0.000 1
女性	9%	23%	0.002	BUN	20 ± 9.5	18 ± 8	< 0.000 1

注：FC：心功能分级。

主动脉瓣狭窄并发心功能不全的患者有时跨瓣压力阶差并不高。在这种情况下，区分假性狭窄和真性狭窄十分重要。假性狭窄是由于左心室功能不全导致的主动脉瓣膜开放受限；而真正的主动脉瓣狭窄主要是原发的瓣膜狭窄导致左心室功能不全，心排量下降。多巴酚丁胺试验可以对两者进行鉴别。

尽管过去这些患者由于围术期死亡率高被认为不适合手术，但这类患者预后极差，其1、5以及10年存活率分别为62%、32%以及18%。即便是内科治疗对生存率没有明显影响。随后的研究表明这类患者仍然能够安全地进行外科手术，治疗效果要优于单纯药物治疗。在 Cleveland 临床中心，主动脉瓣

狭窄并发重度心功能不全、并伴有低跨瓣压差的患者手术后住院死亡率为 8%，手术后 1 年、4 年生存率分别为 82% 和 78%；而药物治疗 1 年、4 年生存率分别为 41% 和 15%。因而，主动脉瓣狭窄并发重度心功能不全的患者可以进行外科治疗，其早期和远期生存率是可以接受的。ACC/AHA 临床指南把它列为外科 I 级指征。

总之，外科技术的进步、心肌保护作用的改善以及血管活性药物如米力农等的应用使得目前瓣膜外科手术安全性得以提高。以往很多需要进行移植的患者经过瓣膜手术可能解决问题，心力衰竭的外科治疗手段也会逐渐增多。

（张　森）

第三节　心室几何重建术

1996 年，Batista 描述了部分心室切除术基本程序，即在瓣膜修复术的同时，在前、后心室乳头肌之间切除部分心室壁，以恢复心室的几何形状。其主要目的是为减少心室壁的张力，改善心肌的收缩功能，减轻心内膜下缺血。在巴西最初的一组患者，由于 Batista 手术后远期生存质量并不令人满意，加上并发症发生率较高，以至于人们对该手术的热情减低，目前该手术已很少应用。尽管如此，Batista 最初的思路使得一些其他的外科技术也得到进一步发展，尤其是室壁瘤手术技术发展。这主要基于 La-Place 定律，其目的是想通过减低舒张末室壁的张力来增强心室功能。由于室壁张力和左心室半径以及压力成正比，而与室壁的厚度成反比，任何优化这种关系的治疗方法均是有益的。心力衰竭程度加重将使室壁变薄，引起心室扩张，从而进一步导致室壁张力增加和心室扩张。这种心室重塑过程将可能导致区域性左心室功能障碍，如局部心肌梗死后；也可能导致整个左心室功能不全。有关通过外科技术来恢复心室腔体积和几何形状的概念奠定了一些新技术的基础，这其中包括左室室壁瘤以及无功能室壁区域的分隔和切除。

急性心肌梗死后在冠状动脉阻塞的相应部位，失去收缩功能的心肌逐渐变薄并纤维化。依据患者年龄等因素和侧支循环情况，这部分心肌将保持无功能状态或形成室壁瘤。尽管这种心肌梗死后的重构可发生于心脏的任何部位，但临床最常见的部位仍然是左心室的前心尖部。心室相应受累区域收缩功能的丧失将引起心室壁张力增加，同时增加心肌氧耗，其结果导致左心室代偿性扩张。正如前述，心肌梗死后这种心室几何形状的变化将引起二尖瓣对合缘的丧失并进而导致二尖瓣关闭不全。此外，当无功能区域的心室壁膨胀并形成室壁瘤时，变薄室壁的矛盾运动将进一步增加心室做功。这些病理的变化常导致心力衰竭。外科恢复心室几何形状的方法包括这些无功能区域的分隔和心室容积的缩小。现代治疗开始于 1958 年，Cooley 等成功地实施在体外循环下左心室壁瘤的线形修补。此后，Dor 及其他外科医师已经成功地应用了这些方法。他们的经验表明，在切除无功能区的心室壁及应用心室内补片后，心力衰竭患者的心功能明显改善（图 4-1）。

手术指征针对有心绞痛症状、充血性心力衰竭或特定的室性心律失常等。对于这些有症状的患者手术提供比药物治疗更好的结果。运动不良和无运动左心室壁瘤显著扩大，左心室收缩末容积指数超过 $80ml/m^2$，舒张末容积超过 $120ml/m^2$，手术价值高。室壁瘤无运动或是运动不良，对结果都没有影响，所以 Dor 等认为运动不良不是室壁瘤修补的必备条件。

术前患者选择和准备应当遵循统一的最优化的方案。除了对心肌活力进行评估外，已经证明超声影像、对比心室造影、心脏 MRI 以及核素显像对围术期心室容积评估和左室壁以及室间隔解剖结构的评估具有重要意义。左室重建时，术前和术中的决定应当建立在心室的功能情况、心室壁是否具有活力、心室壁的变薄情况以及拟行冠脉血运重建术的靶血管情况。已经证实患者可通过修补失去活力的室壁瘤获得益处。最近的研究表明，对没有扩张的、失去活力的部分行心室内补片结合冠状动脉搭桥，其结果令人鼓舞。这些结果使得多中心的缺血性心脏病外科治疗试验（STICH）以评价其远期益处成为可能。

左室重建的益处已被证实，不论应用心室内补片或是应用线性切除，所有报道结果相似。大量资料显示大多数行左心室壁瘤手术患者，左心室功能得到改善。患者收缩末容积指数明显下降，EF 以及

NYHA 心功能改善，远期存活率提高。早期心室壁瘤手术住院死亡率是平均 9.9%。最近十年应用各种补片或线性闭合，住院死亡率下降至 3% ~7%。最常见住院死亡的原因是左心室功能衰竭，其中 64% 的患者死亡。1 年内因为心力衰竭而住院的患者减少 80% 以上。因而心室内切除无功能室壁部分的左室几何重建术和高危 CABG 以及 GMR 一起可作为心力衰竭患者的一线外科治疗方法。

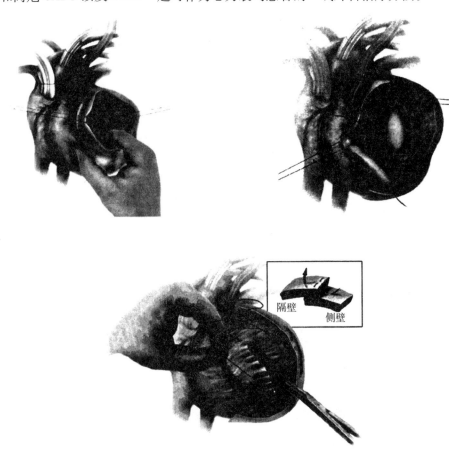

图 4 -1 心室壁瘤应用心室内补片重建左心室几何形状

（张　森）

第四节　新型生物医疗装置在心力衰竭中的应用

心脏支持网（acorn cardiac support device, ACSD）是一种聚酯纤维网，通过提供外部支持来减少心室壁的张力。将 ACSD 从心脏的后面包绕到前面，然后在前方将其缝合在一起，使整个网和患者的心脏紧紧地贴在一起（图 4 -2）。ACSD 通过这种约束作用，达到被动支持衰竭的心脏并预防其进一步的扩张。研究表明，ACSD 能够减小心室的容积，改善心室局部的运动，延缓心室重构和扩张的恶化过程，心脏 EF 值以及其他心功能指标均可得到改善，同时并不限制其舒张功能。该手术可以单独进行；可以附加瓣膜手术。初步的结果显示，ACSD 操作简便，甚至不需要体外循环。

心肌夹板技术（myocor myosplint）是另外一种技术，它通过直接改变心脏的几何形状来减小室壁的应力（图 4 -3）。依据 LaPlace 定律，该技术通过穿过左心室和右心室的箍，并通过缩短箍的长度减小心室的容积，最终能使心室壁的应力减低 20%。该技术优点是可以通过改变左心室的形状有效地减小心室内径而不必切除心室壁，通过减轻室壁应力和增加收缩力改善心功能，心室容积减少不明显。手术适应证主要为扩张性心肌病，LVED 在 65 ~120mm，心功能Ⅲ ~Ⅳ级。禁忌证主要有房、室性心律失常；急性感染；急性心梗 30 天内。初步结果表明该设备容易放置并且不易损伤心脏的其他结构。需要进一步的研究来观察其效果。

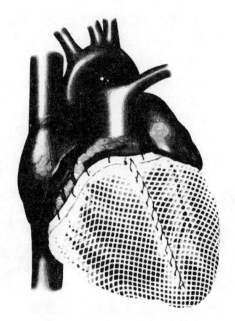

图 4 - 2　acorn 心脏支持装置

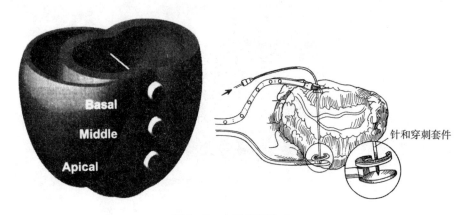

图 4 - 3　心肌夹板技术

（陈健超）

第五章

心脏手术

第一节　动脉导管未闭的手术治疗

　　动脉导管未闭是最常见的先天性心脏病之一，发病率约占先心病的 15% ~ 21%，女性多见，高原地区发病率明显高于平原地区。通常位于主动脉峡部和肺总动脉分叉偏左肺动脉侧。少数情况下导管可在右侧、双侧或缺失。动脉导管由第 6 对腮弓的左背侧部演变而成，它是胎儿期胎儿赖以生存的肺动脉与主动脉之间的生理性血流通道（图 5 - 1）。

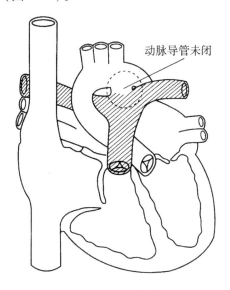

图 5 - 1　动脉导管未闭

　　它在出生后 48h 完成功能性闭合，在生后 2 ~ 3 周出现导管纤维化的解剖闭合。部分病儿可在出生的 6 个月后闭合，1 岁以后闭合者所占比例极小。Abbott（1936）报告该病的平均死亡年龄是 24 岁，未经治疗的动脉导管未闭的自然病程中可能出现细菌性心内膜炎、充血性心力衰竭，特别是部分病例因长期的动力性肺动脉高压出现肺小血管内膜增生、管腔狭窄，最终导致肺动脉超过主动脉压力，即发生肺动脉内未氧合血通过动脉导管逆向流入主动脉，临床上出现发绀，即出现艾森曼格综合征。

　　因此，及时地做导管闭合手术，可避免或遏制肺小动脉病变的发生或发展。1938 年 Gross 成功地施行了动脉导管结扎术，1944 年吴英恺教授在我国首次结扎动脉导管未闭成功。1967 年 Porstmann 等首先采用介入疗法对动脉导管未闭进行了封堵。

一、适应证

一般情况下一经确诊原则上应及早作手术治疗。

（1）早产婴儿动脉导管未闭自然闭合率较高，可用前列腺素抑制剂，如吲哚美辛、阿司匹林行药物治疗。

（2）婴儿期如出现难以控制的心力衰竭应及时手术。

（3）幼儿以上年龄患者一经确诊应及早手术。如并发严重肺动脉高压及双向分流但以左向右分流为主，也应考虑手术治疗。

（4）患细菌性动脉内膜炎时，原则上应行抗生素治疗以控制感染，待感染控制后 2～3 个月后再行手术。但由于新型抗生素的出现，抗感染的时间不再十分严格。但若药物控制感染不力，特别是赘生物形成或脱落时，应争取限期手术。

二、禁忌证

（1）临床上以右向左分流为主、出现发绀和杵状指的患者不能手术。

（2）在某些先天性心血管疾病中，动脉导管起着代偿作用，如大动脉错位、永存动脉干、法洛四联征、肺动脉闭锁、降主动脉缩窄及肺动脉瓣狭窄等，不宜单独做动脉导管手术。

三、术前准备

（1）全面细致询问病史和进行相关、必要的检查，明确有并发症，根据结果确定手术方案。

（2）并有严重肺动脉高压甚至已出现右向左分流的患者术前可给予吸氧治疗和应用血管扩张药（可给予卡托普利口服，或酚妥拉明静脉滴注），有利于肺血管阻力下降。

（3）并发心力衰竭者应给予积极强心、利尿治疗，除新生儿急性充血性心力衰竭不能控制时行限期手术外，绝大多数患者应在心力衰竭得以控制后手术。

（4）肺部和呼吸道感染应给予有效抗感染治疗，待感染治愈后再手术。

（5）并发细菌性心内膜炎患者术前应做细菌培养和药物敏感试验，采用有效抗生素治疗。感染不能控制或反复出现肺栓塞者，应在抗感染的同时，限期手术治疗。

四、麻醉与体位

采用气管内插管、静脉复合麻醉的全身麻醉方式。处理导管时，根据情况可辅加控制性低血压。行动脉导管结扎或切断缝合术时取右侧卧位，右腋下用软垫垫高，左手臂置于前方。经心包内或在体外循环下经肺动脉切口封闭动脉导管，则取背部略垫高的仰卧位。

五、手术步骤

1. 动脉导管未闭结扎术（图 5 - 2）

（1）后外侧切口，切口从肩胛骨下角一横指处绕过。幼儿经左胸第 3 肋间、儿童或成人经左胸第 4 肋间进胸。

近年来有部分学者采用 Denis - Browne 切口即腋下小切口（自腋窝相当于腋中线处向下做直切口，长约 5 ~7cm）进胸，它具有组织损伤小、切口隐蔽、美观、手术野显露好等优点。

（2）撑开胸部切口，请麻醉师适当减小通气量，将左肺用湿纱布向前下压迫，在主动脉峡部多数可见一膨出部并向肺动脉侧延伸，在动脉导管的肺动脉端可触及连续性细震颤。并认清左迷走神经和左膈神经（图 5 - 2A）。

（3）切开纵隔胸膜：沿降主动脉纵轴中线切开纵隔胸膜，上端自左锁骨下动脉起始部，下端至肺门。左锁骨下动脉起始部仅需切开纵隔胸膜即可，如分离太深可能伤及淋巴管导致术后淋巴漏，因此可疑者应妥善结扎。对最上肋间静脉可结扎切断。

（4）暴露导管：将切开的纵隔胸膜向肺动脉侧分离，至动脉导管肺动脉端。用血管钳或 4 号丝线缝合牵引纵隔胸膜边缘，将肺组织与手术野隔开。明确主动脉、左锁骨下动脉、肺动脉、动脉导管、左迷走神经和左膈神经的解剖关系。注意勿过分向肺动脉侧牵拉诸神经所在的纵隔胸膜以免伤及动脉导管后面的喉返神经（图 5 - 2B）。

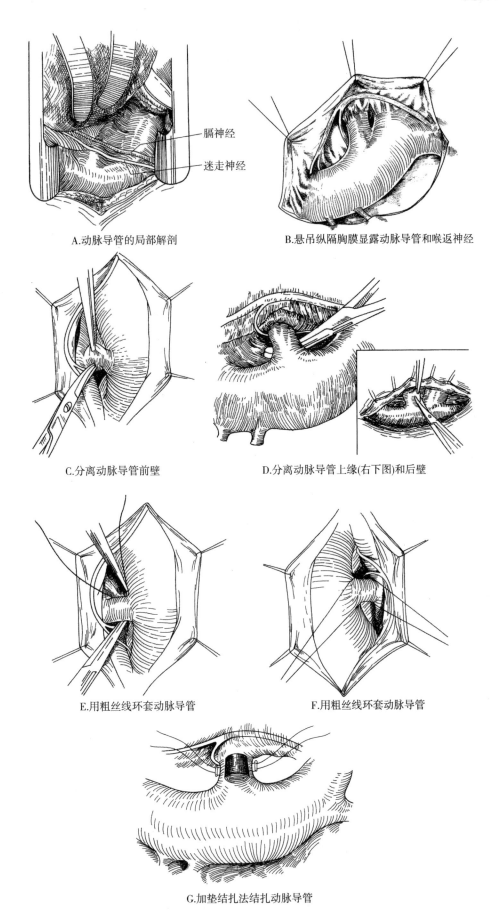

A.动脉导管的局部解剖

膈神经

迷走神经

B.悬吊纵隔胸膜显露动脉导管和喉返神经

C.分离动脉导管前壁

D.分离动脉导管上缘(右下图)和后壁

E.用粗丝线环套动脉导管

F.用粗丝线环套动脉导管

G.加垫结扎法结扎动脉导管

图5-2 动脉导管未闭结扎术

（5）游离导管：先从导管前壁开始（图5-2C），再下缘、上缘，最后分离后壁（图5-2D）。

上缘间隙小，剪开导管上纤维带即可显露上缘。用钝头的直角钳沿着主动脉壁分离导管后壁，分离导管上下方到达导管的右侧面。再用直角解剖钳由上方将导管后壁间隔适当扩大，注意在导管上下方的游离足够深时再试图将直角钳完全通过导管。

（6）套线：用直角钳引导，套过浸泡过的双重双股10号丝线或单股结合双股10号线，绕过动脉导管后壁（图5-2E，F）。

（7）结扎导管前准备：嘱麻醉师将动脉压降至70~80mmHg，检查是否有随时可用的配好的血，检查台上有无备好的无损伤血管钳，检查吸引器是否可靠。

（8）结扎导管：先结扎主动脉端，然后结扎肺动脉端，注意两道结扎线之间应有一定距离。结扎时应使两示指与导管三点成一线，逐渐分次均匀用力结扎，手指千万不能滑脱，结扎时不能太紧或太松，太紧易撕伤或切割管壁，太松则易再通，以导管内震颤消失为宜。如导管较长，可在两结扎线间再结扎一次或加用贯穿结扎。导管粗大、导管壁弹性较差（如并发肺动脉高压或曾患导管内膜炎）的病例可考虑用加垫结扎法，用宽如导管长度的涤纶布片，卷成略细于导管直径的圆柱状，将其游离缘与卷体缝固，并保留布卷中段作结后的线备用，缝拢布卷两端以防其松散。将布卷顺置于导管上，以绕过导管的两根粗线将其结扎于导管上，并将两结扎线分别与留置于布卷上的缝线相互作结，以防卷垫滑动（图5-2G）。

此法系结扎线着力于卷垫上将导管腔压闭，而结扎线对导管壁的扯割力甚微，可避免像单纯结扎法导管壁有被结扎线扯裂的危险和导管复通之虞。

（9）检查震颤是否完全消失，缝合切开的纵隔胸膜，充分止血，冲洗胸腔，置胸腔引流管，请麻醉师膨肺后逐层关胸。

2. 动脉导管未闭切断缝合术　多适用于成年患者，较粗大动脉导管并有严重肺动脉高压患者。导管切断缝合术要求有质量可靠的导管钳和良好的血管缝合技术，否则手术时有出血致死的危险。

（1）手术切口及导管显露与动脉导管结扎术相同。

（2）分离动脉导管前先在导管上下方分离降主动脉，用大弯钳引导两根阻断带，备阻断止血用。

（3）选用4把优质无损伤血管钳，与动脉导管垂直，主、肺动脉侧各放置2把，先夹主动脉端，后夹肺动脉端。两把钳应尽量靠近两端，使中间有较大的距离足以切断、缝合之用。

如导管较短，其主动脉端可选用Potts Smith钳，以扩大导管的长度。

（4）助手持导管钳时，应注意分别将钳压向主动脉和肺动脉侧，以防止导管钳滑脱，并注意防止钳扣松开，以免发生大出血。

（5）进行导管切断、缝合时宜边切边缝，万一出血易于处理。可先切断导管一半，用3-0~5-0缝线作连续缝合，先缝主动脉侧的断端，后缝肺动脉侧的断端，然后继续边切边缝。

缝完第一道后，转回来继续缝合第二道。第二道要更加靠近导管钳，避免损伤第一道缝线。如导管较长，导管钳间距离充裕，也可一次性切断导管再行缝合。

（6）完成缝合后，放开导管钳，观察有无漏血。如有漏血，可用温盐水纱布压迫止血；较大的漏血则加间断缝合。

（7）缝合切开的纵隔胸膜，充分止血，冲洗胸腔，置胸腔引流管，请麻醉师膨肺后逐层关胸。

3. 经前纵隔动脉导管结扎术　心内畸形并发动脉导管未闭同期手术治疗时，需按心内直视手术处理。

（1）胸部正中切口，逐层开胸。

（2）撑开胸骨，纵向切开心包。

（3）探查导管：用手指压迫肺动脉主干近端，在肺动脉远端可触及连续性细震颤，可借以明确诊断。

（4）如并发有粗大动脉导管、肺动脉高压、肺动脉干瘤样扩张、肺动脉分叉位置较深、心脏顺钟向转位等，可在完成体外循环或辅助循环后进行导管游离，避免长时间压迫肺动脉造成心律失常或心搏骤停。

（5）显露导管：助手用手指或纱布向下牵压肺动脉干，显露肺动脉干远端之心包反折，纵向切开壁层心包，在肺动脉分叉前上方的心包分离，在左肺动脉头侧，主动脉与肺动脉相连的血管即未闭动脉导管。

（6）游离导管：先分离升主动脉侧之导管上窝，再分离左肺动脉侧之导管下窝，用直角钳由导管下窝向上窝引导双 10 号线，做双重结扎。如在体外循环下结扎者，应嘱灌注师先降低灌注流量后再行结扎。

（7）按心内畸形种类采用相应的矫治方法。

4. 体外循环下经肺动脉缝闭未闭动脉导管术　适用于有肺动脉高压、肺动脉侧有赘生物形成、动脉瘤样改变、导管再通、并发其他心脏疾患或诊断为心内其他畸形而漏诊动脉导管的患者。

（1）胸部正中切口，逐层开胸。撑开胸骨，纵向切开心包。

（2）常规建立体外循环，嘱灌注师降低体外循环灌流量，切开肺动脉远端。

（3）显露导管开口：用手指堵住动脉导管开口或带球囊尿管置入导管开口并充生理盐水阻断导管血流。

（4）导管开口 <1.0cm 者可以垫片针间断褥式缝合法缝闭导管。导管开口 >1.0cm 者宜用与导管开口大小相当的涤纶补片进行修补。

（5）检查导管开口喷血是否消失，往返连续缝合关闭肺动脉切口。

5. 体外循环下经主动脉切口封闭动脉导管未闭术　成人有严重钙化、导管术后再通者、动脉瘤形成或窗形动脉导管的病例，有学者建议用此方法，其手术步骤如下：

（1）胸部正中切口，逐层开胸。

（2）撑开胸骨，纵向切开心包。

（3）常规建立体外循环，经右室流出道放静脉引流管。

（4）游离左锁骨动脉和股动脉插入动脉灌注管，保证上下半身供血。

（5）阻断导管上下端之主动脉和主肺动脉，切开主动脉。

（6）以垫片针间断褥式缝合或涤纶补片进行修补导管的主动脉内开口。

（7）缝合主动脉切口，开放阻断钳。

6. 其他治疗方法

（1）电视胸腔镜手术 20 世纪 90 年代应用于动脉导管未闭的治疗，该方法具有创伤小，疼痛轻，恢复快，切口隐蔽易被家属和患者接受等优点。本手术操作前必须熟练掌握在电视监视仪下手术操作技巧，否则造成副损伤或致命性大出血。

（2）介入性治疗是近十年来得到迅速发展的一种先进的非手术的临床治疗技术。手术使用时在数字减影心血管造影、超声心动图等影像设备的监视下，通过穿刺从股动脉或股静脉血管插入输送导管直达心脏或血管内中的病变部位，然后通过输送鞘管将封堵器压入推送鞘管送至病变部位后，在体外操作缆丝释放封堵器，使之定位并完全填充在病变缺损部位，阻塞异常血流。该技术具有微创、风险小、省时、可靠、康复快等优点。

六、术后处理

1. 严密观察是否有继发出血　术后 24 小时内应严密观察引流量。

2. 严密注意心率与血压　少数患者术后血压升高很多，心率可增快到 160～180 次/分，应予适当处理。应把收缩压控制在 120mmHg（16kPa）以下，或与平时血压相差不大为适宜。

3. 注意肺部并发症　儿童尤其是幼儿易发生肺部感染或肺不张等，应加强呼吸道护理，给予药物雾化吸入，定期叩背，鼓励咳嗽，合理应用抗生素。

七、主要并发症

1. 术中大出血　这是最严重的并发症。主要是在分离导管的后侧时发生出血（尤其在靠近肺动脉端的后下缘最容易分破），其次是在结扎时发生撕裂出血，或因导管钳脱落而致大出血。如一旦发生出血，术者必须镇静，先用手指压迫止血，看清出血点后，仔细进行修复；或用两把导管钳各自夹住导管的两端，甚至也可夹住部分主动脉或肺动脉壁。如出血较大，或由于部位显露不利，止血困难，则可分离主动脉，切断、结扎附近几支肋间动脉，在导管近端和远端的主动脉套带或上动脉导管钳控制出血；如肺动脉端出血不能控制，则可切开心包，夹住肺动脉阻断血流。立即吸尽手术区血液，迅速将导管切断缝合，尽快恢复主、肺动脉血流。一般降主动脉常温下阻断15分钟尚不致引起严重后果，如采用低温麻醉，阻断降主动脉时间可大大延长，只要镇静抢救，缝合时间是足够的。

2. 左喉返神经损伤致声音嘶哑　较少见。如能将导管周围的软组织分离干净，则喉返神经已排除在导管包膜之外，无论切断或结扎导管均不致损伤喉返神经。防治主要是应明确解剖，少做不必要的分离，应在喉返神经表面留一层纤维结缔组织。

3. 胸导管损伤致乳糜胸　注意在左锁骨下动脉根部和导管上窝分离时勿伤及乳白色的胸导管，可疑者应结扎。

4. 术后导管再通　应再次手术治疗。

5. 术后高血压　少数患者术后血压升高很多，应把收缩压控制在16kPa（120mmHg）以下，或与平时血压相差不大为适宜。

八、疗效评价

动脉导管闭合术中大出血所致的手术病死率，视导管壁质地、采用闭合导管的手术方式以及手术者技术的高低等而异，一般应在1%以内。导管单纯结扎术或钳闭术有术后导管再通可能，其再通率一般在1%以上，加垫结扎术后复通率低于前两者。动脉导管闭合术的远期效果，视术前有否肺血管继发性病变及其程度。在尚未发生肺血管病变之前接受手术的患者，可完全康复，寿命如常人；肺血管病变严重呈不可逆转者，术后肺血管阻力仍高，右心负荷仍重，效果较差。

（陈健超）

第二节　继发孔房间隔缺损的外科治疗

房间隔缺损是先天性心脏病中最常见的一种，是在胚胎发育过程中房间隔的发生、吸收或融合出现异常而形成继发孔房间隔缺损、原发孔房间隔缺损、房间隔阙如或卵圆孔未闭（图5-3），其中继发孔房间隔缺损最为常见。它是由于继发房间隔发育障碍，或原始房间隔吸收过多，造成上下边缘不能接触而遗留的缺口。临床上分为中央型缺损，下腔型缺损，上腔型缺损及混合型缺损四种。

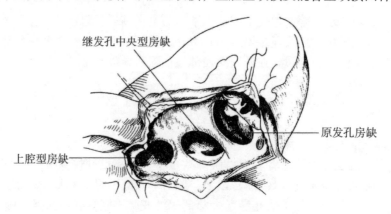

继发孔中央型房缺　　　　　　原发孔房缺

上腔型房缺

图5-3　房间隔缺损类型

一、适应证

（1）1岁以内在50%的自然闭合机会，一般不主张手术治疗。1岁以上明确诊断后即应手术治疗。

（2）成人的年龄、性别和心功能不全都不是手术禁忌证，如肺/体循环血流量大于 1.5（Qp/Qs > 1.5）者原则上均可手术治疗。

二、禁忌证

并发不可逆的肺动脉高压，肺动脉阻力 $8 \sim 12U/m^2$，肺/体循环血流量小于 1.2（Qp/Qs < 1.2），患者因右向左分流出现发绀。

三、术前准备

（1）全面细致询问病史和进行相关、必要的检查，明确有无并发畸形，防止漏诊或误诊。

（2）并有肺动脉高压者，术前可给予吸氧治疗和应用血管扩张药（可给予卡托普利口服或酚妥拉明静脉滴注），治疗期间间断了解血气是否改善，必要时可行右心导管检查明确肺小血管病变程度。

（3）合并心功能不全者应给予内科治疗，待心功能改善后手术。

（4）肺部和呼吸道感染在儿童期常见，应给予有效抗感染治疗，待感染治愈后再手术。

四、麻醉与体位

采用气管内插管、静脉复合麻醉的全身麻醉方式，以芬太尼和肌松剂为主要措施，效果平稳、可靠。

一般采用仰卧位胸部正中切口，近年发展起来的右前外切口、右腋窝切口需用仰卧位，右侧垫高 $30° \sim 60°$，右上肢悬吊。

五、手术步骤

1. 房间隔缺损直接缝合修复术（图 5-4）　适用于缺损较小的儿童病例和左房发育较好的中央型房间隔缺损。

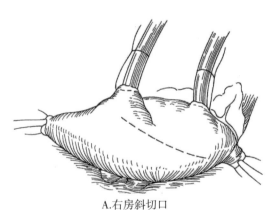
A. 右房斜切口

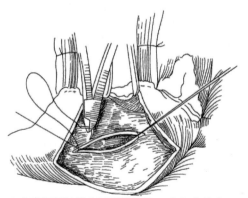
B. 在房间隔缺损上下两端各缝一"8"字缝合

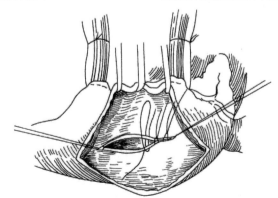
C. "8"字间断缝合房间隔缺损

图 5-4　房间隔缺损直接缝合修复术

（1）胸部正中切口，逐层开胸。

（2）撑开胸骨，纵向切开心包。

（3）心外探查有无肺静脉异位连接、左上腔静脉及并发动脉导管未闭等。

（4）肝素化后常规建立体外循环，插左心引流管。此处可采用不阻断升主动脉和常用的阻断升主动脉两种方式。

（5）行右房斜切口（图5-4A），拉钩将右房切口向左牵拉，检查房间隔缺损类型、冠状静脉窦开口的位置、三尖瓣情况，探查有无三房心、肺静脉异位连接和肺动脉瓣狭窄等并发畸形。

（6）在缺损下缘缝一"8"字缝合，再在上缘行一同样的"8"字缝合，交助手提起，使缺损成一裂隙状（图5-4B）。

（7）上下两针间的缺损采用"8"字间断缝合或无创涤纶线往返连续缝合（图5-4C）。

（8）最后一针收紧前，请麻醉师胀肺，排出左心气体。

（9）关闭右房切口，循环稳定后停机拔除插管。

（10）彻底止血，置引流管后逐层关胸。

2. 房间隔缺损补片修复术（图5-5）　适用于缺损较大或左房发育偏小的病例，上腔型房缺并发部分肺静脉异位连接者，还适用于中年以上的成人，可避免直接缝合造成的张力过大导致的术后房性心律失常。

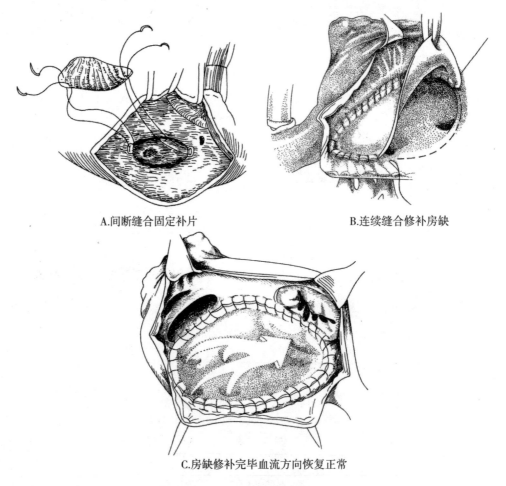

A.间断缝合固定补片　　　　　　　　B.连续缝合修补房缺

C.房缺修补完毕血流方向恢复正常

图5-5　房间隔缺损补片修复术

（1）开胸、建立体外循环、探查与房间隔缺损直接缝合修复术相同，注意纵向切开心包尽量近左侧以便预留做心包补片（亦可用涤纶补片，不须做预凝处理）。

（2）剪一略小于缺损面积的补片，在缺损上下端或四个角各缝一针，穿过补片并结扎固定（图5-

5A）。

如有并发右肺静脉异位连接者，需部分切除肺静脉开口附近的房间隔，扩大房间隔缺损，剪一较缺损口面积稍大的补片修补（图 5-5B）。

（3）连续缝合补片修补房缺（图 5-5C）。

（4）排气、关闭切口、停机拔管、置引流管、逐层关胸同房间隔缺损直接缝合修复术。

3. 特殊情况的修补方法

（1）对多个房间隔缺损，剪成单孔，再行修补。

（2）上腔型房间隔缺损并发部分右肺静脉异位连接的手术特殊点是

1）上腔静脉插管前应向上解剖上腔静脉至奇静脉开口处，宜用金属直角管插管。

2）套上腔阻断带时位置宜偏高，超过右上肺静脉水平。

3）右房切口常延伸到右房与上腔静脉交界处，应避免损伤位于界沟与上腔静脉交界处的窦房结。

4）显露上腔型房缺，一般常需行补片修补，目前多采用自体心包作为补片材料。

5）补片修补时要保证两个通畅：第一是保证异位肺静脉导入左心房的途径通畅，第二是保证上腔静脉回流通畅。

6）第 1 针缝于心房与上腔静脉交界处，如伴有右肺静脉异位连续，应将所有异位的肺静脉开口隔于左心房侧。

（3）下腔型房间隔缺损的手术特殊点是

1）一般常需行补片修补。

2）认清是否有特殊发育的大下腔瓣，应避免将此瓣当作缺损的前缘予以缝合造成下腔静脉血流入左房。

3）缺损的下缘的缝合需由房间隔到左房后壁组织，以防残余缺损。

（4）混合型缺损：此型缺损房间隔几乎完全阙如，宜用补片修补，缝合其前下缘时进针不能过宽，以免损伤传导束。

4. 其他治疗方法　同动脉导管未闭的治疗一样，近年来电视胸腔镜手术和介入性治疗也应用到房间隔缺损的治疗中，该些方法具有微创、省时、康复快等优点。

六、术中注意要点

（1）缝合房间隔缺损时一定要缝在前后肌缘上，如只缝在卵圆窝底部易撕裂。

（2）应注意右房内的 Koch 三角解剖标志，即三尖瓣隔瓣瓣环、冠状静脉窦、Todaro 腱成的三角区，房室结在三角区尖部，希氏束从三角区与三尖瓣隔瓣瓣环交界处穿入中心纤维体，应避免直接夹持、损伤而引起的传导阻滞。

（3）较大缺损的前上缘与主动脉窦相距很近，缝针不可太深以免损伤主动脉。

（4）体外循环停机后应严格控制输血和输液速度，避免在左心容量负荷过重而出现左心功能衰竭和急性肺水肿。

七、术后处理

除按一般心脏手术后处理外，无特殊疗法。

（1）术前若有肺动脉高压，可酌情使用扩血管药物治疗。

（2）术前有心功能不全者，术后应给予正性肌力药物治疗。

（3）术前有心动过缓或术中心跳欠佳者或成人患者，关胸前应安置临时起搏导线，术后可予以临时心脏起搏支持并予以异丙肾上腺素治疗。

（4）40 岁以上患者并发房颤发生率较高，有学者推荐补片修复后应予 2~3 个月小剂量华法林抗凝治疗。

八、主要并发症

1. 心律失常 少数患者术后出现房性期前收缩、窦性心动过缓和心房纤颤，多为短暂发生，及时处理后易消失。术中发生顽固性的心律失常可能有冠脉内气栓、左心发育不全、心肌保护不佳或缺损缘缝线张力过大等原因。

2. 心力衰竭 较少见，特别要注意左心发育差的患者输液速度不能过快，适当可延长呼吸机支持时间。

3. 残余分流 凡成人或大儿童，缺损边缘很薄或缺损很大时均应补片修复。下腔型缺损修补时应注意缝好缺损下极的两个边缘向左房后壁过渡的部分。

九、疗效评价

单纯继发孔房间隔缺损手术治疗疗效良好，手术病死率已渐接近于零。继发孔房间隔缺损手术闭合后，立即获得血流动力学改善，症状减轻或消失，儿童病例生长发育速度加快。

（陈健超）

第三节 室间隔缺损修补术

室间隔缺损是存在于室间隔异常交通的单个或多个孔洞，可并发多种心脏畸形，也可以是某些复杂心脏畸形的一部分。以先天性为常见，也可由外伤或心肌梗死后室间隔穿孔所致。

一、适应证

（1）一般室间隔缺损如症状轻，肺血管阻力不高（<4U/m^2），可定期复查心脏彩超，手术可稍延迟。也有学者着眼预防心内膜炎而主张手术治疗。

（2）大型室间隔缺损：新生儿或婴幼儿分流量大，特别是并发顽固性心力衰竭和肺功能不全，内科治疗效果不佳，应在1~3月内就手术治疗。3月以上婴儿如症状严重，发育迟缓或肺血管阻力进行性增高。6月婴儿如肺血管阻力达8U/m^{2}应及早手术。

（3）干下型室间隔缺损宜早期行修补术，以免并发主动脉瓣脱垂或关闭不全。

二、禁忌证

（1）室间隔缺损发生艾森曼格综合征者属心内修补术禁忌。

（2）患者出现发绀，心前区杂音较轻或消失，胸片示肺部不充血，心电图示右心室肥厚，肺/体循环血流量小于1.5（Qp/Qs<1.5），肺血管阻力>10U/m^{2}也不宜手术。

三、术前准备

（1）全面细致询问病史和进行相关、必要的检查，明确有无并发症，根据结果确定手术方案。

（2）并有严重肺动脉高压的患者术前应常规予以吸氧和血管扩张药治疗。

（3）并发心力衰竭者应给予积极强心、利尿治疗，在心力衰竭得以控制后手术。

（4）肺部和呼吸道感染应给予有效抗感染治疗，待感染治愈后再手术。

（5）并发细菌性心内膜炎患者术前应做细菌培养和药物敏感试验，采用有效抗生素治疗。感染不能控制者应在抗感染的同时，限期手术治疗。

四、麻醉与体位

采用气管内插管、静脉复合麻醉的全身麻醉方式。

一般采用仰卧位胸部正中切口，近年发展起来的右前外切口、右腋窝切口需用仰卧位，右侧垫高

30°~60°，右上肢悬吊。

五、手术步骤

1. 经右房修复室间隔缺损 适用于膜部间隔缺损和流入道室间隔缺损。

（1）胸部正中切口，逐层开胸。

（2）撑开胸骨，纵向切开心包。

（3）心外探查有无肺静脉异位连接、左上腔静脉及动脉导管未闭等并发畸形。

（4）肝素化后常规建立体外循环，插左心引流管。此处可采用不阻断升主动脉心脏跳动下手术和常用的阻断升主动脉心脏停搏下手术两种方式。

（5）行右房斜切口：平行房室沟并距离2cm行右房斜切口，上起右心耳，下至下腔静脉上方，拉钩将右房切口向前牵拉，显露三尖瓣环。

（6）显露室缺：探查并明确室间隔缺损类型、大小，边缘情况。寻找时一般在三尖瓣隔瓣和前瓣交界处附近寻找，膜部间隔缺损四周往往为增厚的白色纤维环。有时需平行或垂直切开缺损上方三尖瓣隔瓣以助显露。

（7）修补室缺：根据室缺的大小、部位与邻近关系采用不同的修补方法。

1）膜部小缺损：多采用间断带小垫片缝线缝合，注意勿损伤缺损后下缘的传导组织。

2）膜周部缺损：一般需补片修补。补片略大于缺损。一般用带小垫片缝线间断褥式缝合。第一针缝线从圆锥乳头肌止点开始，顺时针方向缝合，距缺损肌肉缘5~7mm进针，缝线不应超过室间隔厚度的1/2，注意勿损伤缺损后下缘的传导组织。缝合至三尖瓣隔瓣止点时，带垫片缝线可置于三尖瓣根部，缝线均需置于腱索下方。缺损后上缘，缝线应从三尖瓣前瓣根部和心室漏斗皱褶进针，勿损伤主动脉瓣膜，然后转至室上嵴。推下补片打结。

3）流入道室间隔缺损：此处缺损常被隔瓣掩盖，如显露不佳，可在距隔瓣根部2mm处切开三尖瓣即可显露。

补片修补方法与膜周部缺损补片修补相似，注意勿损伤缺损后下缘的传导组织。缝合隔瓣根部切口。

有时也可经垂直隔瓣环切口切开隔瓣修补室缺：①彻底排气，闭合心房切口。②循环稳定后停机拔除插管。③彻底止血，置引流管后逐层关胸。

2. 经肺动脉干切口修复室间隔缺损 适用于流出道室间隔缺损，特别是干下型室缺，一般均应补片修补。

（1）开胸、建立体外循环与经右房修复室间隔缺损相同。

（2）于肺动脉干下方行2~3cm的纵切口，直达肺动脉瓣环，显露缺损。

（3）补片与缺损大小相适应，一般用带小垫片缝线间断褥式缝合。注意缺损上缘的缝针应从肺动脉瓣兜内穿出后再缝到补片上，小垫片留在肺动脉瓣窦内。

（4）推下补片打结。用无创缝线对肺动脉切口做往返连续缝合。

（5）排气、关闭切口、停机拔管、置引流管、逐层关胸同经右房修复室间隔缺损。

3. 经右室切口修复室间隔缺损 多适用于肌部室间隔缺损、流出道缺损中的嵴内缺损，膜部间隔缺损经右房切口显露不佳时也可考虑用此切口。

（1）开胸、建立体外循环与经右房修复室间隔缺损相同。

（2）如不需加宽右室流出道则用右室斜切口，否则应用纵切口。在右室漏斗部少血管区先缝两根牵引线，注意切口应距左前降支1cm以上。

（3）在两牵引线间切开右室，小拉钩拉开切口寻找缺损。

（4）肌部室缺、嵴内室缺距传导组织较远，根据其大小可用带小垫片缝线间断褥式缝合或补片修补。

（5）用间断缝合右室切口，缝线需贯穿右室壁全层。

（6）排气、关闭切口、停机拔管、置引流管、逐层关胸同经右房修复室间隔缺损。

4. 经左室切口修复室间隔缺损（图5-6）　适用于肌部室间隔缺损，特别是心尖部多发性缺损。

（1）开胸、建立体外循环与经右房修复室间隔缺损相同。

（2）可先经右房切口探查缺损部位，然后用纱布垫将心尖垫高，于左室尖部少血管区距左前降支1cm处做一短切口，向上延长切口时勿损伤二尖瓣前乳头肌（图5-6A）。

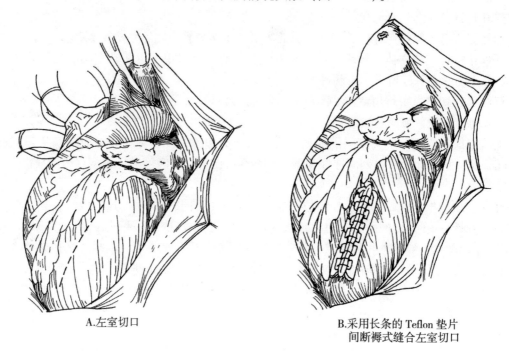

A.左室切口

B.采用长条的 Teflon 垫片间断褥式缝合左室切口

图5-6　经左室切口修复室间隔缺损

（3）此类缺损均需用带小垫片缝线间断褥式缝合穿过补片进行修补。

（4）用带小垫片缝线或采用长条 Teflon 垫片间断褥式缝合左室切口，缝线必须穿过室壁全层（图5-6B）。

（5）排气、关闭切口、停机拔管、置引流管、逐层关胸同经右房修复室间隔缺损。

5. 其他治疗方法　同动脉导管未闭的治疗一样，近年来电视胸腔镜手术和介入性治疗也应用到室间隔缺损的治疗中，该些方法具有微创、省时、康复快等优点。

六、术中注意要点

（1）室间隔缺损修补术中围手术期完全性传导阻滞的发生率已明显下降，但尚有一定发生率，原因是多方面的，除手术损伤外，尚可能与局部组织水肿、牵拉和出血有关，手术中应特别留意。

（2）膜周型室间隔缺损，特别是干下型缺损其上缘邻近主动脉瓣环，手术修补缺损时，缝线有时要缝在主动脉瓣环上，必要时可在主动脉根部灌注心脏停搏液，认清其结构后再下针。

（3）缺损修补是否完善或有无第二个缺损，可先在直视下检查；心脏复搏后，再认真行心外探查，观察在心脏表面是否存在收缩期震颤，如发现有残余缺损，应再次转流修复。

（4）应防止损伤三尖瓣及其腱索，三尖瓣隔瓣根部缝线，距瓣环不要过远，间距勿过大。以补片修复时，应将补片推放到确切位置上，防止将三尖瓣或腱索压于补片下。

七、术后处理

除按一般心脏手术后处理外，无特殊疗法。

（1）对大型室间隔缺损并发严重肺动脉高压者，术后可使用扩血管药物（硝普钠和酚妥拉明）、前列腺素 E 和一氧化氮等治疗。此类患者痰液黏稠，应加强吸痰和翻身、叩背，适当延长呼吸机支持时间，密切监测血气变化，防止肺高压危象发生。

（2）低心排出量综合征：有时见于严重病例或严重肺动脉高压患者，应寻找原因及时处理，应以全血或血浆为主补充血容量，应用正性肌力药物多巴胺、多巴酚丁胺及米力农等，酌情应用血管扩张药物如硝普钠等。

（3）术后心脏传导阻滞：术后可予以临时心脏起搏器支持并予以异丙肾上腺素治疗，如出现完全性房室传导阻滞且治疗1个月好转、发生阿斯综合征者应安放永久性起搏器。

八、主要并发症

1. 完全性房室传导阻滞　多种因素可出现完全性心脏传导阻滞，如非直接损伤，于术后2~3周内能逐渐恢复正常心律，少数需安放永久性起搏器。

2. 残余分流　可能与修补不全有关，也可能是室缺修补术后的撕裂再通或多个缺损中遗漏缺损。小的残余分流可自行闭合，大的应尽早再做手术。

3. 主动脉瓣关闭不全　与术中缝针损伤到主动脉瓣有关，严重的主动脉关闭不全患者应尽早再做手术。

4. 其他　二尖瓣关闭不全或狭窄术中应防止损伤或压迫三尖瓣及其腱索。

九、疗效评价

单纯室间隔缺损手术治疗疗效良好，手术病死率已逐渐下降到1%以下。室间隔缺损手术闭合后，立即获得血流动力学改善，症状减轻或消失，儿童病例生长发育改善。大多数患者可充分恢复活力并达到或接近正常的预期寿命。但并发高肺血管阻力的大龄患者由于肺血管病变的进展，长期预后不良。

（陈红领）

第四节　二尖瓣置换术

绝大多数二尖瓣狭窄是风湿热的后遗症，极少数为先天性狭窄或老年性二尖瓣环或环下钙化。二尖瓣狭窄患者中2/3为女性。约40%的风湿性心脏病（风心病）患者为单纯性二尖瓣狭窄。正常二尖瓣质地柔软，瓣口面积约4~6cm^2。当瓣口面积减小为1.5~2.0cm^{2}时为轻度狭窄；1.0~1.5cm^{2}时为中度狭窄；<1.0cm^{2}时为重度狭窄。通常情况下，从初次风湿性心肌炎到出现明显二尖瓣狭窄的症状可长达10年，此后10~20年逐渐丧失活动能力。并可能出现心房颤动等心律失常、充血性心力衰竭和急性肺水肿、栓塞、肺部感染和亚急性感染性心内膜炎。常用的有机械瓣和生物瓣。机械瓣经久耐用，不致钙化或感染，但须终身抗凝治疗；生物瓣不需抗凝治疗，但可因感染性心内膜炎或数年后瓣膜钙化或机械性损伤而失效。

一、适应证

（1）病史长的风湿性二尖瓣狭窄患者，年龄45岁以上，因风湿热反复发作，装置的瓣叶和瓣下结构已有较严重的病变，症状明显，心功能Ⅲ级以上。如二尖瓣横截面积为1.5cm^{2}以下者，即使无症状也应手术，可结合运动导管检查或运动超声心电图检查，如随着运动二尖瓣压力阶差显著增加，肺动脉压升高，也应手术治疗。

（2）二尖瓣装置局部的病理形态学改变超声心动图提示，瓣膜广泛钙化，前叶大片钙化或在前、后叶接合缘有多个大的硬化或钙化结节；整个二尖瓣僵化；瓣下结构增粗形成狭窄。术中直视探查，瓣下结构融合，界限不清，或乳头肌粘连于左室后壁等不能用成形术矫正者。

（3）闭式扩张或直视切开术后再狭窄：再狭窄常发生于上次手术创伤的部位，在交界区的瓣下形成团块，常伴裸露性钙化，前后叶及瓣下结构融合界限不清，难以再作扩张或成形术矫正。

（4）细菌性心内膜炎：由于炎性变化引起瓣膜损害，发生赘生物堵塞瓣口引起的狭窄，此类病变瓣环常不扩大，瓣叶不松弛，需彻底切除赘生物基部的瓣叶或腱索，方能根除病灶，故通常应施行瓣膜替换术，而且无论感染是否控制均须及早手术。

（5）二尖瓣狭窄伴关闭不全：如关闭不全较为明显，不能经切开交界加缩环术；恢复前后叶的结合消除关闭不全；或由于瓣叶边缘卷缩下陷引起关闭时的缺损，无法通过缩环使瓣叶对合消除缺损者。

（6）二尖瓣瓣环钙化症：病因属非风湿性，50 岁以上女性多见，主动脉瓣狭窄、肥厚性心肌病、二尖瓣脱垂及糖尿病者易患二尖瓣瓣叶钙化症。钙化性病变主要在瓣环，瓣叶和腱索无显著解剖异常或仅有轻度局部增厚。当血流动力学受到严重影响时，应做二尖瓣替换术。

二、禁忌证

1. 风湿活动　二尖瓣狭窄适合作二尖瓣替换者如有风湿活动，一般应在控制后 3~6 个月行择期手术。若风湿活动经内科治疗无法控制，且心力衰竭难以改善者，可作限期手术。

2. 脑栓塞与脑血栓形成　脑栓塞为风湿性心脏瓣膜病较常出现的并发症，其愈合过程可分为坏死水肿期、吸收期及瘢痕期。为避免体外循环可能增加脑损害和二尖瓣替换术后的处理，如抗凝治疗的困难，此类患者一般宜在 2~3 个月后择期手术。

3. 高危因素　①左心室功能：二尖瓣狭窄患者的左心功能受损者较少，但如狭窄的病史很长，风湿热多次发作，心肌高度纤维化，左心室重度萎缩和功能损害，应考虑到左心室对二尖瓣替换术的承受能力；②肺动脉高压：如右心导管检查提示肺血管阻力和肺动脉平均压明显升高，或严重肺动脉高压且用吸氧、扩血管药物无法使压力降低，提示肺小动脉已有器质性病变，不但手术病死率高，而且长期效果不良；③心源性恶病质：全身重要器官如肝、肾、肺、心脏等均受损害，此类患者能否经受手术与术前准备、术后处理密切相关。

三、术前准备

1. 控制心力衰竭　减少心脏做功、强心利尿，静脉滴注 GIK 能量合剂。

2. 为体外循环作相应的准备　加强营养，对肝功差，伴三尖瓣关闭不全、肝脾肿大、凝血机制较差者，或为再次手术二尖瓣替换者，手术时间一般较长，渗血较多，尤其应多准备新鲜血，酌情准备纤维蛋白原、抑肽酶、血小板或凝血因子复合物。术前静注维生素 K_1，但不应在术前过多过早使用，尤其是房颤患者，因维生素 K_1 有促进血栓形成的作用。

3. 慢性感染病灶的处理　对全身慢性感染病灶如中耳炎等应适应治疗，防止术后感染性心内膜炎发生。

4. 并发症　二尖瓣狭窄并伴有其他疾病、慢性病灶需手术治疗，或有潜在的出血病灶，如消化性溃疡，一般应在择期二尖瓣替换术术前手术或治愈。

四、麻醉与体位

采用气管内插管、静脉复合麻醉的全身麻醉方式。

一般采用仰卧位胸部正中切口，近年发展起来的右前外切口、右腋窝切口需用仰卧位，右侧垫高 30°~60°，右上肢悬吊。

五、手术步骤

1. 不保留二尖瓣瓣下结构的二尖瓣置换术

（1）胸部正中切口，逐层开胸。

（2）撑开胸骨，纵向切开心包。

（3）心外探查有无肺静脉异位连接、左上腔静脉及动脉导管未闭等并发畸形。

（4）肝素化后常规建立体外循环，插左心引流管（如有左房血栓应暂不插入左心引流管）。此处可采用不阻断升主动脉心脏跳动下手术和常用的阻断升主动脉心脏停搏下手术两种方式。

（5）显露二尖瓣

1）右房－房间隔径路：平行房室沟并距离 2cm 行右房斜切口，上起右心耳，下至下腔静脉上方，拉钩将右房切口向前牵拉，切开房间隔，显露二尖瓣，注意勿伤及左房。

2）房间沟径路：适用于左房扩大的患者，上下端各向后方延伸，使切口位于上下腔静脉左后方。

（6）切除二尖瓣：钳夹或缝一粗线于二尖瓣前前叶上，在前叶基部中点距瓣环 3mm 用尖刀切开，再逐步切除前后瓣叶，在乳头肌顶部剪断与之相连的腱索，去除二尖瓣，并切除残留飘浮的细长腱索。

（7）置换人工瓣膜：用带垫片缝线间断褥式外翻缝合，心房面进针，心室面出针，然后缝合于人工瓣膜缝环上，共 12～16 针。注意瓣膜入座良好，并牢固打结。检查人工瓣膜活动是否正常。

（8）闭合房间隔或房间沟切口前注意彻底排气。

（9）循环稳定后停机拔除插管。

（10）彻底止血，置引流管后逐层关胸。

2. 保留二尖瓣后瓣叶及瓣下结构的二尖瓣置换术

（1）开胸、建立体外循环与不保留二尖瓣瓣下结构的二尖瓣置换术相同。

（2）切除二尖瓣：切除瓣膜时沿前瓣环行环形切口至前后两个交界，并切除前瓣叶及瓣下腱索，保留二尖瓣后瓣叶及瓣下结构。

（3）置换人工瓣膜：用带垫片缝线间断褥式外翻缝合，心房面进针，心室面出针，再从距后瓣叶游离缘2～3mm 处进针至左房面出针，然后缝合于人工瓣膜缝环上，共 12～16 针。

（4）排气、关闭切口、停机拔管、置引流管、逐层关胸同不保留二尖瓣瓣下结构的二尖瓣置换术。

六、术中注意要点

（1）防止显露二尖瓣时破损右心房与撕裂二尖瓣狭窄：前者是用拉钩显露二尖瓣时，用力过猛，撕裂或穿破房间沟附近的右心房壁。后者常为提拉二尖瓣和（或）乳头肌用力过猛，或误用钳夹瓣环引起，在左房小，显露难，再手术时，尤应注意避免。

（2）适当保留瓣叶残边：二尖瓣前叶处因无瓣环，而留瓣叶基部应为4mm，后叶则为 2～3mm。

（3）剔除钙化组织：切除瓣叶，留下瓣叶基部，如有钙化，应予切除，如瓣环本身有钙化，应仔细予以剔除。如已嵌入心肌，强行剔除有可能损伤重要组织时，应在心室面与心房面同时加垫片褥式缝合。

（4）乳头肌的裁切：乳头肌剪除的多少，不但与应用人造瓣膜的类型有关，而且因其长短不同而异。一般在乳头肌顶尖处剪断。

（5）保留瓣下结构的二尖瓣置换术需防止左室流出道梗阻，并应不影响瓣叶的活动，更不应影响植入人工瓣膜的型号。

（6）如并发巨大左心房，应施行巨大左房折叠术，否则易出现低心排出量综合征和呼吸功能衰竭。

七、术后处理

除按一般心脏手术后处理外，无特殊疗法。

对大型室间隔缺损并发严重肺动脉高压者，术后可使用扩血管药物（硝普钠和酚妥拉明）、前列腺素 E 和一氧化氮等治疗。此类患者痰液黏稠，应加强吸痰和翻身、叩背，适当延长呼吸机支持时间，密切监测血气变化，防止肺高压危象发生。

1. 低心排出量综合征　有时见于严重病例或严重肺动脉高压患者，应寻找原因及时处理，应以全血或血浆为主补充血容量，应用正性肌力药物多巴胺、多巴酚丁胺及米力农等，酌情应用血管扩张药物如硝普钠等。

2. 术后心脏传导阻滞　术后可予以临时心脏起搏器支持并予以异丙肾上腺素治疗，如出现完全性房室传导阻滞且治疗 1 个月好转、发生阿斯综合征者应安放永久性起搏器。

八、主要并发症

1. 左心室后壁破裂　分为三型：①型破裂：破裂位于左室后壁房室沟部位。②型破裂：破裂位于二尖瓣后乳头肌在左室后壁的。③型破裂：破裂位于左室后壁房室沟与乳头肌附着部的中间处。发生的原因为：过分提拉或过多地切除乳头肌，伤及左心室；瓣下显露欠佳，在左心室深处剪割瓣下组织时伤及室壁。切除瓣膜过多而损伤后瓣环，置换机械瓣型号过大。

2. 低心排出量综合征　应寻找原因及时处理，应以全血或血浆为主补充血容量，应用正性肌力药物多巴胺、多巴酚丁胺及米力农等，酌情应用血管扩张药物如硝普钠等，药物不能控制心力衰竭时，可应用主动脉内气囊反搏或离心泵左心转流。

3. 血栓栓塞　与抗凝不当、房颤、左心功能下降等有关，脑栓塞最常见。

4. 出血　抗凝不当可导致出血，有凝血机制障碍时可以使出血加重。

5. 人造瓣膜功能障碍　必须行急诊手术，果断重新换瓣。

6. 瓣周漏　此类患者如有心力衰竭症状、溶血应予手术治疗，可直接修补，大多数患者须重新换瓣。

7. 人造瓣膜感染　可出现人造瓣膜心内膜炎，感染发生在术后 2 个月内，称早期心内膜炎，与术中污染有关；感染发生在术后 2 个月后，称晚期心内膜炎，与血液性传播有关。一经确诊，应尽早手术。

8. 其他　包括左冠状动脉回旋支损伤、主动脉瓣损伤、左室流出道梗阻等。

九、疗效评价

二尖瓣置换术的患者手术疗效和远期的效果与术前病程、病变程度、心肺功能情况和全身营养状况密切相关，同时与术后抗凝是否得当也很相关。术后早期病死率一般为 1% ~ 5%。

（陈红领）

第五节　心包开窗减压术

Hippocrates 于公元前 460 年即已首次描述了人类的心包。心包液正常约 15 ~ 20ml，心包积液是由于心包液生成的速度大于心包液吸收的速度所产生的。其性质可分为浆液性、脓液性、血性或三种类型的混合。心包积液影响心脏舒张期充盈，从而影响到心脏和循环的正常功能。

一、适应证

心包腔内脓液增长迅速或脓液黏稠，心包穿刺不能有效地引流积脓；患者持续有发冷发热等全身中毒症状；或出现心包填塞征象者，应迅速行心包开窗减压术。

二、术前准备

（1）用高效广谱抗生素抗感染治疗。

（2）全身支持疗法，少量多次输新鲜血，高蛋白、高维生素饮食，纠正贫血、低血浆蛋白和电解质紊乱等。

（3）腹腔积液严重，影响呼吸和循环明显者，可适当抽腹腔积液减轻压迫，一般宜在手术前 2、3 日进行。

（4）如心脏受压严重又不能立即进行心包切开引流，可于引流前行心包穿刺减压，以改善心肺功能。

三、麻醉与体位

宜用局部麻醉，或肋间神经阻滞加局部麻醉，亦可用静脉麻醉，但要避免用易致血压下降的麻醉剂。

四、手术麻醉

1. 胸骨剑突下心包开窗减压术

（1）体位：半坐位。

（2）切口：在剑突下 2cm 的上腹部行一长约 4～5cm 的横切口。

（3）切开腹直肌前鞘。

（4）切除胸骨剑突。

（5）钝性分离与膈肌有纤维的腹横筋膜。

（6）显露心包膈面；穿刺心包抽吸脓液。

（7）横行切开心包，立即将吸引器伸入心包腔内吸引脓液，以免溢出，吸尽脓液后用手指伸入心包内，向四周探查，分开所有纤维素隔，剥离附着于心包或心表的纤维素块，并将其掏出。

（8）可考虑置管于心包腔内，选择抗生素、链激酶或聚维酮液等冲洗心包腔。

（9）切除一块心包并将其切缘缝于皮下，以利引流。

（10）缝合切口：缝合引流口后用结扎线固定引流管。将切口分两层缝合，即肌肉为一层，皮下组织与皮肤为另一层。缝合肌肉后要彻底冲洗伤口最后再缝合皮肤。

2. 胸骨旁心包开窗减压术

（1）体位：半卧位。

（2）切口：沿胸骨左缘第 5 或第 6 肋软骨下缘做一长约 6～8cm 的斜切口。

（3）分离组织直达骨膜，切开并分离肋软骨骨膜，切除肋软骨一段。

（4）双重结扎并切断乳内动脉，推开左侧胸膜。

（5）穿刺心包抽得脓液后，切开心包，立即将吸引器伸入心包腔内吸引脓液，以免溢出，放出脓液。

（6）吸尽脓液后用手指伸入心包内，向四周探查，分开所有纤维素隔，剥离附着于心包或心表的纤维素块，并将其掏出。

（7）可考虑置管于心包腔内，选择抗生素、链激酶或聚维酮液等冲洗心包腔。

（8）置软质硅胶管供引流和冲洗用。

（9）缝合切口：缝合引流口后用结扎线固定引流管。将切口分两层缝合，即肌肉为一层，皮下组织与皮肤为另一层。缝合肌肉后要彻底冲洗伤口最后再缝合皮肤。

五、术中注意要点

（1）胸骨旁心包开窗减压术时应避免损伤左侧胸膜，以免感染扩散导致脓胸。如胸膜破损，应尽量修复。

（2）彻底分开心包内纤维素隔，清除纤维素和脓苔，冲洗心包腔和前纵隔。

（3）引流管的侧孔必须处于患者半卧位时的最低位。

六、术后处理

（1）继续用高效广谱抗生素抗感染治疗。

（2）全身支持疗法，少量多次输新鲜血，高蛋白、高维生素饮食，纠正贫血、低血浆蛋白和电解质紊乱等。

（3）保持引流管通畅，如果为脓苔或纤维素所阻塞，可用吸引器吸引、冲洗，必要时在严格消毒下手指人心包腔内分离粘连及分隔的小脓腔。

（4）拔管的指征是：①体温和白细胞正常；②X 线及超声波检查证明前纵隔及心包内没有积液征；③肝不大，静脉压不高；④引流量减少达每日不超过 10ml，拔管之后可改为开放引流，之后每 3～4 日退出引流管 1～2cm，直到完全拔除。

（5）应长期随访，如发生心包缩窄须行心包切除术。

七、主要并发症

主要并发症为心脏出血，也有文献报道心包开窗减压术偶有急性右心室扩张、急性肺水肿和神经介导性晕厥发生。

八、疗效评价

心包开窗减压术是治疗化脓性心包炎操作简单、安全、有效的治疗方法，多数学者认为心包开窗减压术不能完全防止心包缩窄，特别当致病菌为金葡菌和流感嗜血杆菌时，心包缩窄发生率较高，需行心包切除术。

（陈红领）

第六节　心脏外伤的外科治疗

心脏创伤分为闭合性损伤和穿透性损伤两大类，伤情重，发展快，无论平时和战时都不少见。绝大多数患者在到达医院前死亡，随着急救医疗系统和交通运输的发展，能得以送达医院者的比例也在增加，若能及时进行抢救，生存率仍很高。对心脏外伤的治疗原则是早期做出诊断，密切观察病情变化，并及时和果断采取手术治疗地。即便心脏已停跳也应开胸抢救，从而可使部分伤员得以挽救。

一、闭合性心脏损伤

（一）受伤机制

心脏闭合伤约占胸部伤的 10%～20%，但由于常对其缺乏警惕、轻者表现不明显，或被其他损伤所掩盖而致漏诊，受伤机制有：

1. 直接作用　一定强度的单向力量直接作用于心前区造成损伤，或可伴之胸骨和肋骨骨折的刺伤。

2. 间接作用　腹部遭受突然挤压，大量血液骤然涌入心脏和大血管，通过血管内液压作用引起破裂性损伤。

3. 减速作用　高速运动的人体突受减速，因惯性作用，心脏可冲撞于前胸壁或脊柱上，或因不等同的减速而使心脏发生扭转，引起损伤。

4. 挤压作用　心脏被挤压于坚硬的胸骨与脊柱之间而受伤。

5. 爆震作用　冲击波直接作用于心脏所致损伤。临床上，心脏闭合伤常为几种因素联合作用所致。大多数为交通事故伤引起。

（二）心脏钝性伤

心脏钝性伤可引起不同程度和类型的损伤，包括：

1. 心包损伤　挫伤或破裂。单纯心包破裂很少见，一般合并于心脏其他部位损伤。

2. 心肌挫伤　从小片心外膜或内膜下出血瘀斑（心肌震荡），直至全层心肌的撕裂、出血、水肿和坏死等。

3. 心脏破裂　大多数发生在受伤即刻，引起大出血或心包填塞；极少数为伤后数日或数周后由于心肌挫伤区的软化、坏死而发生延迟性破裂，在病情相对平稳后突发严重胸痛和心包填塞。

4. 创伤性心脏间隔缺损　多为室间隔破裂，在舒张末期和收缩早期心腔充盈和瓣膜均关闭时突受暴力使心脏压力骤升而引起的间隔撕裂，或断之心肌挫伤后的软化坏死所致延迟性穿孔。

5. 瓣膜损伤　以主动脉瓣最多，常为撕裂或穿孔，其次为二尖瓣，常为腱索或乳头肌断裂。

6. 冠状动脉损伤　多为左冠前降支裂伤。

7. 创伤性室壁瘤　为心肌挫伤后坏死或冠状动脉阻塞引起的真性室壁瘤。心脏闭合伤常有并发伤，如胸骨和肋骨骨折及血气胸等。

（三）手术适应证

（1）心肌挫伤的治疗主要为非手术疗法，行对症处理、控制心律失常和防治心力衰竭等，严密监护。

（2）创伤性室间隔破裂和瓣膜损伤，若不因其他严重并发伤而死亡，患者有机会送到医院进一步确诊并争取在伤情相对稳定后及早在体外循环下行心脏直视修复手术。

（3）一旦考虑有心脏破裂和冠状动脉、大血管损伤，应立即手术探查。

（四）术前准备

（1）严密监护包括心电、血气分析及生化测定，注意伤情变化，床旁备有电除颤和开胸急救设备。

（2）及时作静脉切开，要准备大量血源，并做好自家输血准备。

（3）在手术准备期间如心脏受压症状过重，可进行心包穿刺术暂时缓解症状，可以增加伤员对手术的耐受性。

（4）心脏闭合性损伤可能是全身多发伤的一部分，要注意仔细检查，全面诊断，防止漏诊。

（五）麻醉与体位

快速气管内插管镇痛期麻醉，如遇昏迷患者，可直接气管内插管全身麻醉，采用小剂量麻药、肌肉松弛剂、正压通气的方法。

（六）手术步骤

（1）体位、切口：由于闭合性心脏伤的部位在术前难以确定，一般选用胸骨正中切口，但左前外侧切口也有进胸快而简便、不需特殊撑开胸骨器械的优点。

（2）对心脏裂伤的止血和缝合可采取以下方法

1）指压止血缝合法：心脏裂伤较小，术者可用左手示指轻压裂口临时止血，用3-0无创伤缝线在手指下间断缝合，助手立即打结，手指下移继续缝合（图5-7）。

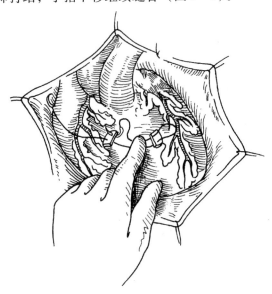

图5-7　指压止血缝合法

2）预置交叉褥式缝线止血缝合法：手指压住伤口后，在心脏裂口两侧各作一褥式牵引线，将此两牵引线相互交叉牵拉，封闭出血点，再作伤口缝合（图5-8）。

3）冠状动脉下缝合止血法：裂伤位于冠状动脉附近，缝合止血时应小心避开冠状血管，通过冠状血管深层作间断褥式缝合，以防缝住冠状血管导致心肌缺血不良后果。

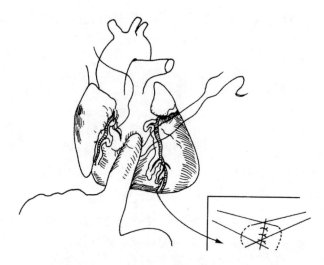

图 5-8　预置交叉褥式缝线止血缝合法

（3）置心包引流管。

（4）冲洗心包腔，疏松缝合心包切口。

（5）逐层关胸。

（七）术中注意事项

（1）注意扪诊和探查有无并发心内结构损伤，如室间隔穿孔、瓣膜损伤等，如伤情未对生命造成威胁者，则宜待患者康复后经超声心动图或心导管检查明确诊断后，再择期在体外循环下作缝合修补术。

（2）术中出血多，可用自体血液回收装置输血，避免丢失大量血液。

（八）术后处理

（1）术后常规放置心包或胸腔引流管 48~72 小时，并按心脏手术常规处理。

（2）注意严密观察创伤反应及积极治疗并发伤。

（九）疗效评价

闭合性心脏伤的预后取决于心脏损伤的程度和抢救是否及时，多数心脏挫伤症状不明显，恢复后也不留后遗症。如心脏结构受到了严重损害，患者常于伤后短时间内死亡，主要的死亡原因是严重心律失常、进行性心力衰竭和心脏破裂。

二、心脏穿透伤

心脏穿透伤是极为严重的损伤，它包括穿透性心包伤、心房和室壁伤、间隔穿孔、瓣膜及乳头肌损伤、冠脉损伤。心包创口很小或被邻近组织闭塞则呈现血心包和心脏压塞的症状和体征。少数病例心腔裂口被血块暂时堵塞，则可延迟于创伤后数小时或数日，血栓脱落后呈现心脏压塞。心包膜创口大临床表现是出血性休克和胸膜腔大量积液。穿入伤引致心脏破裂的部位最多见的是右心室，后面依次为左心室、右心房、左心房（图 5-9）。根据胸壁创伤的致伤物、部位、伤道、临床上呈现休克和心脏压塞等征象，一般即可诊断心脏创伤。"心脏损伤危险区"上界自锁骨，下界至肋弓，两侧为锁骨中线。凡在此危险区内和剑突下的穿透伤均应想到可能致心脏损伤，颈根部、左季肋部和腋、后胸部的枪弹伤亦可能引起心脏损伤。心包穿刺术、胸部 X 线检查和心电图检查虽有诊断意义，但进行这些检查会延误紧急治疗的时机，得不偿失，对伤情危急的患者不宜采用。

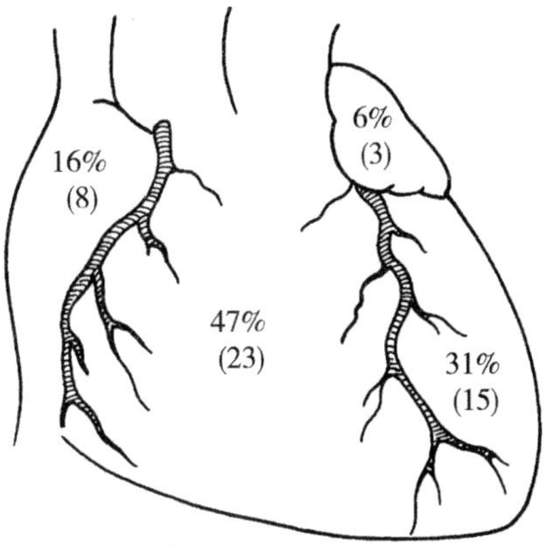

图 5 - 9　穿透性心脏伤损伤部位发生率

（一）适应证

对心肌穿透伤的伤员，应行急症手术，以抢救生命。手术适应证：

（1）胸部穿透伤后几分钟或 1 小时内即出现严重休克或大量血胸，应开胸探查。

（2）心包填塞时行心包穿刺后发现大量血液积存或穿刺后症状稍改善但又迅速恶化者应立即手术。

（3）伤情重、心脏濒于停搏者应在监护室或急诊室行抢救手术。

（二）术前准备

（1）术前准备（包括输血、输液、抢救休克、准备大量血源等）要尽量缩短时间，动作要敏捷，并将伤员立刻送手术室，不等休克纠正即行手术。

（2）术前准备以快速大量输血为主，适量给予多巴胺和异丙肾上腺素以增强心肌收缩力。

（3）如心脏受压症状过重，可在诱导麻醉前，迅速由心包抽出一部分血液以改善心脏严重受压。如在急诊室发生心搏骤停，可在现场开胸心脏按压，边心脏复苏边作心肌缝合止血。

（4）创道经过胸膜腔时要注意肺损伤和张力型气胸的出现，及时进行胸腔闭式引流。

（5）严密监护，注意伤情变化，床旁备有电击除颤和开胸急救设备。

（三）麻醉与体位

快速气管内插管镇痛期麻醉，如遇昏迷患者，可直接气管内插管全身麻醉，采用小剂量麻药、肌肉松弛剂、正压通气的方法，防止麻醉剂量过大，抑制循环功能和保证足够供氧，防止二氧化碳积蓄。

（四）手术步骤

（1）体位、切口：根据伤口部位选用前外侧或正中切口，并随时准备扩大切口。一般以前外侧切口进胸最快，多经第 5 肋间切开，切断第 5 肋软骨。

（2）仔细找到心包穿破的小裂孔后，在裂孔两边用止血钳提起心包，准备好吸引器，然后纵行切开心包，向两边拉开后，吸出心包腔内积血，取出血块，充分显露手术野，迅速找到心肌上的裂口，用左示指轻压临时止血。

（3）裂孔修补缝合：用丝线在手指下间断或褥式全层缝合心肌裂口。

1）若为心房穿透伤时，可先用心房钳或心耳钳夹住裂口周围的心房壁，然后再作修补缝合（图 5 - 10）。

2）若为室壁损伤，可应用带小垫片的双针无创缝线沿手指压住的伤缘两侧作贯穿心壁全层的缝合，边缝合边结扎止血。裂损较大时应补片修补（图 5 - 11）。

3）若裂口位于冠状动脉附近，应作冠状动脉下褥式缝合，以免结扎冠状动脉而影响心肌血运（图 5 - 12）。

4）若伴有冠状动脉损伤，常为心外膜下冠状动脉分支，可用心外膜覆盖；如出血明显予以结扎。

如为冠状动脉主干损伤，可用6-0无损伤缝线试行修复，必要时只有行冠状动脉搭桥术。

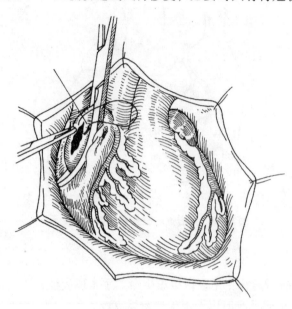

图5-10 心房钳或心耳钳夹住裂口周围的心房壁再作修补缝合

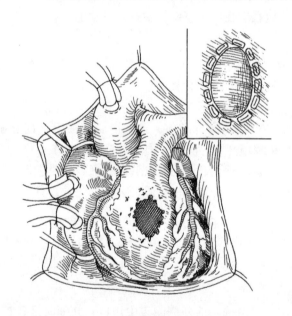

图5-11 补片修补室壁较大裂损

（4）除非能肯定胸膜腔未受损伤，否则应打开两侧纵隔胸膜探查，检查乳内动脉、肺门血管等。

（5）置双侧胸腔引流管和心包引流管。

（6）缝合心包：检查心脏裂口缝合满意，不再出血后，冲洗心包腔，疏松缝合心包切口。

（7）逐层关胸：如切断第5肋软骨入胸，应用10号丝线或细钢丝缝合第5肋软骨。

（五）术中注意事项

（1）心脏穿透伤缝合术中，往往出血量大，并且出血很快，术者应镇静、仔细操作，但动作要敏捷、正确，切不可慌乱。一般沿心包裂口方向，可帮助找到心肌裂口。

（2）心脏前壁伤口修复后要小心检查后壁，注意有无心脏贯通性损伤，以防漏诊。

（3）如为非贯通伤，应寻找异物并摘除异物。

（4）注意扣诊和探查有无并发心内结构损伤，如室间隔穿孔、瓣膜损伤等，根据伤情同期在体外循环下作心脏间隔破裂缝补术、瓣膜修补或替换术。但如伤情未对生命造成威胁者，则宜待患者康复后经超声心动图、心导管检查明确诊断后，再择期在体外循环下作缝合修补术。

（5）术中出血多，可用自体血液回收装置输血，避免丢失大量血液。

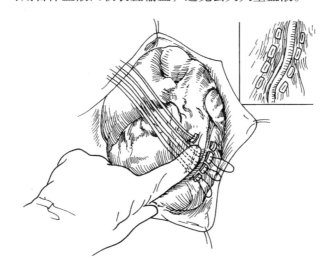

图5-12 冠状动脉下缝合止血法

（六）术后处理

（1）术后加强心电图和血流动力学监护，以及复苏后续治疗。严密观察脉搏、血压，注意术后再出血。注意观察有无继发性出血、残余症和并发症。

（2）注意胸腔引流是否通畅，一般在手术后1～3日胸腔内渗出液减少或停止后拔除引流管。

（3）常规给予破伤风抗毒素和抗生素，应用高效广谱抗生素。

（4）心肌穿透伤或撕裂伤即便未穿破心腔，这种损伤也能伤及室间隔，造成外伤性室间隔缺损。术后应注意听诊，检查有无新的心脏杂音出现，因为室间隔穿孔，可于晚期表现出来。

（七）疗效评价

心脏穿透伤约有69%～84%的伤员在现场或运送途中死亡，主要致死原因为大量失血和心包填塞。如能及时运送、抢救，尚可挽救生命，到医院仍存活者预后较乐观。

（杨俊蕾）

第七节 主动脉瓣机械瓣置换术

一、患者的选择

从治疗方法的选择上讲，主动脉瓣的机械瓣膜置换并非适用于所有的患者。一些前瞻性随机临床研究表明机械瓣膜置换者和生物瓣膜置换者的生存率没有区别，甚至不同类型机械瓣膜置换患者的生存率也没有差异。但是这些随访年限是有限的。相反，在其他非随机研究中对患者进行了更长时间的随访，机械瓣膜置换患者比生物瓣膜置换患者在瓣膜相关事件免除率以及再次手术免除率上都更有优势。

最近一些文献报道双叶机械瓣膜置换患者的生存率有所改善，很有可能是因为对患者的随访条件和年限有所改善和延长。重要的是即使在老年患者中，机械瓣膜置换患者的生活质量也与生物瓣膜置换患者相似。

尽管机械瓣膜的有效瓣口面积增加和瓣膜本身的耐久性的优势非常显著，但是抗凝所带来的问题仍旧存在。那些不能坚持长期服药、治疗依从性差或者不能规范服药的患者与那些有危险生活方式和不良生活习惯的患者，都不能很好地进行长期的抗凝治疗。而那些有着更高教育背景、周边医疗条件好、对定期检测抗凝有良好依从性的固定人群以及有低栓塞因素的患者是主动脉瓣机械瓣膜置换的理想对象。

无论初次换瓣应用的哪种瓣膜，由于再次换瓣手术存在巨大的危险性，再次手术时都推荐使用机械瓣膜。一些研究报道了生物瓣膜衰败后再次手术的死亡率低，但是如果瓣膜衰败突然发生就会导致更大的危险。那些需要再次进行联合手术或者之前有过冠脉旁路移植手术史的患者的手术危险性更高。

根据 Akins 和他同事的数据，许多外科医生将年龄超过 70 岁作为主动脉瓣生物瓣膜置换的指征。由于机械瓣膜的耐久性，低于 60 岁的患者往往选择机械瓣膜置换。而对于年龄在 60 ~ 70 岁之间的患者，选择合适的瓣膜则需要综合考虑多种因素。

二、手术技术

人工机械瓣膜的植入在之前已经描述过并且是容易完成的。但是对于型号大的人工主动脉瓣膜，尤其遇到主动脉根部较小时，可能难以植入。在这种情况下，"螺旋形主动脉切开术"被用来暴露主动脉根部并显露瓣环。尽管型号较小的人工双叶瓣膜的植入会相对容易一些，但是在主动脉根部细小的时候仍然会遇到困难。如果采用倾斜型碟瓣，有必要将主要流出口的方向与主动脉大弯的方向调整为一致。由于人工双叶瓣膜是最常用到的，所以主动脉瓣膜置换的手术技术是参照人工双叶机械瓣置换方式进行如下描述：患者仰卧位，胸骨正中切口，良好暴露心包。有报道在股动脉插管的情况下右前外胸壁切口入路也是一个可以替代的方法。对于比较瘦的患者也可以行胸骨部分切开，在第 4 肋间形成胸骨的 T 形切口。这些技术对于植入型号合适或较小的人工主动脉瓣膜特别合适。术中行主动脉插管，同时行单根心房静脉插管。主动脉根部或直视下灌注停搏液并经右上肺静脉插入左心引流管入左心室，以保证术野无血。主动脉阻断后，在右冠状动脉上方约 1cm，稍稍高于窦管嵴的位置横行切开主动脉。

切口延伸到整个主动脉圆周的 3/4，保留剩余的 1/4 不切开，此切口能对主动脉瓣膜和瓣环进行良好的显露。沿着瓣环切除主动脉瓣叶，完全剥离钙化灶。将钙化组织剥除干净会使瓣周漏的发生率降到最小，尤其是新一代有较薄缝合环的瓣膜，这样人工瓣膜就能够更好地与组织贴合。用带毡片的 Braided 2 - 0 缝线进行缝合。从无冠瓣交界处开始间断褥式缝合，进针的方向是从主动脉侧到心室侧。也可以行单纯间断缝合。植入瓣膜之后，将缝线束平均分为两个部分，分别位于枢轴两侧，使枢轴与左右冠脉开口保持方向一致。接下来，将每一束缝线分别打结固定到人工瓣膜缝合环上，人工瓣膜就得以固定了。

首先将枢轴上的缝线打结，接着从左冠窦到右冠窦的中部。最后打结无冠窦缝线，将瓣膜恰当地固定在瓣环上。在主动脉根部较小，瓣膜不能够如上述方法进行良好固定的情况下，如果未固定在瓣环上的区域在无冠窦上方则可以采用主动脉外缝合技术避免瓣周漏。主动脉外缝合是用带毡片缝合针从主动脉外面进针缝到瓣膜缝合环上，然后打结固定。这样加固了人工瓣膜防止了瓣周漏，并且考虑到人工瓣膜瓣叶的结构特点，对瓣叶的开放和关闭不会造成影响。外科医师必须检查瓣叶的活动，同时确保冠状动脉开口没有被阻塞。主动脉切开处必须用双层聚丙烯缝线缝合，先行较深部位的褥式缝合，然后在较浅部位（相比第一层的褥式缝合稍浅的区域）连续缝合。升主动脉开放前，患者行头低脚高位，使心脏注满血液和停搏液，膨肺后开放主动脉阻断钳。心脏复苏、排气后，手术结束，患者被转移到重症监护室。术后第一天如果 8 小时内的胸管引流量低于 125ml 就可以拔除胸管。移除胸管之后，患者开始皮下注射肝素（5 000U q8h）或者低分子肝素（1mg/kg bid），同时开始华法林口服抗凝治疗。瓣膜置换手术多数可以在主动脉阻断时间 40 分钟内完成，体外循环时间大概是 1 小时，这就会使机体功能和血液本身的病理改变较少。

如果患者有冠脉旁路移植的指征，手术的顺序就要进行如下调整：首先切除病变瓣膜，完成静脉旁路或游离的动脉旁路远端吻合口缝合，然后替换瓣膜，缝合主动脉切口。完成旁路近端吻合，留下其中一个近端吻合口暂时不完全闭合，用于排气。再完成带蒂移植血管（乳内动脉）远端吻合。通过开放乳内动脉血流排气。手术完成。

三、抗凝疗法

机械瓣膜尤其是现今的瓣膜本身的耐久度以及功能都是勿庸置疑的。抗凝治疗的过程才是关键所在，它决定瓣膜置换成功后的长期疗效。目前应用国际标准化比值（INR）来作为衡量抗凝治疗效果的指标。由于 INR 过高带来的风险非常常见，所以抗凝治疗应当在拔除胸管之后缓慢开始。当前对于抗凝规范的统计数据表明"一刀切"的抗凝治疗方案不利于获得较好的长期疗效。Horstkotte 和他的同事发现，无论 INR 处在高值还是低值，并发症总是发生在 INR 值波动的时候，而在稳定时很少发生。

血栓栓塞的传统因素：①房颤；②左心室容积增大；③局部室壁运动异常；④左心室射血分数降低；⑤血液高凝特性；⑥高龄。

血栓栓塞的非传统风险因素：①癌症；②全身性感染；③糖尿病；④既往栓塞事件；⑤IgA 抵抗肺炎衣原体；⑥嗜酸粒细胞增多症；⑦高血压。

INR 的变化容易引起并发症，当 INR 上升时出血更常发生，而当 INR 下降时血栓栓塞更常发生，以上两种事件是抗凝相关的并发症的两个极端。机械瓣膜的使用并不是血栓栓塞的唯一危险因素。上述列出的血栓栓塞的传统危险因素，这些危险因素使这类患者有发生血栓栓塞的倾向，因而此类患者本身就必须保证更高的 INR 值。相似地，也列出的血栓栓塞的非传统危险因素也使患者有栓塞的倾向。Butchart 已经注意到患者存在的危险因素越多，发生相关事件的概率越大，需要的目标 INR 值就越高。因此在当下必须将患者的危险因素综合加以考虑并对于每个患者制定个性化的 INR 值。这些目标水平比美国心脏病学会/美国心脏协会的数据以及美国胸科医师学会的指南所提供的要更加灵活，但是比欧洲自主－抗凝疗法试验的数据要保守。后者所提供的报告十分重要，他们认为只要保持在治疗范围内，低水平的 INR 值，也可以使血栓栓塞的发生率很低。在家自测的患者比在诊所监测的患者有更多的时间是处于治疗范围内的。在机械瓣膜置换后早期即开始自主管理的抗凝治疗可以进一步降低瓣膜相关事件。在美国家庭自测 INR 并没有普及和流行。但是家庭自测 INR 以降低瓣膜相关的血栓栓塞和出血事件肯定是值得期待的。最近通过的决议允许对机械瓣膜置换和房颤患者每周一次的例行 INR 检测进行补偿，但是该补偿有 3 个月的滞后期。在手术后立即获得资助使患者能够进行 INR 自测将是大量减少瓣膜相关事件的一项重要举措。

最近的一项持续 25 年的随访报告发现将近 40% 的出血事件发生在手术后第一年。因此在手术后最开始这段时间抗凝剂量容易波动的阶段内增加 INR 的测量频度是很重要的。在术后早期，INR 值偶尔会升高到治疗剂量水平之上并引起严重的出血事件。这是术后 60 天内死亡的一个独立的危险因素。另外，抗凝剂剂量的变化也是造成生存率降低的一个最重要的指标。因而推荐的方法是在术后早期皮下注射依诺肝素（100IU/kg，bid）或者肝素（5 000U，q8h）的同时缓慢增加 INR 值直到治疗水平。

华法林和阿司匹林合用的疗法能够降低任何指定治疗范围内患者的血栓栓塞发生率，并且使出血事件发生的可能性降低，因而予以推荐。

一个旨在指导患者去自我管理抗凝的课程是整个手术疗程的重要部分。这个课程指导患者去了解酒精和饮食对于抗凝剂使用剂量的影响、对常规剂量的需求、旅行和胃肠道疾病对于抗凝剂剂量的影响。华法林和胰岛素都是公认的高危险性的药品，但是适当的教育以及良好的依从性较好地解决了这一问题，使得它们对生活方式和生活质量的影响降到最小。值得注意的是不能因 INR 值的重要性而过度监测，只要没有抗凝剂使用相关的特殊风险因素，患者的年龄本身并不是抗凝疗法的危险因素。机械瓣膜的存在不是长期神经认知功能不全的危险因素。

新一代抗凝血酶制剂有可能使上述讨论的各种抗凝风险降低。这些药物有着更低的栓塞和出血并发症的发生率，它的应用对于房颤的治疗显示出良好的前景。虽然这些药物昂贵，需要每天多次服用，并可能引起肝功能不全，但却不需要血液监测和咨询医师就能够保证治疗效果。但是这些药物在机械瓣膜置换后的应用前景目前尚不清楚。

在长期治疗过程中，血小板激活致血栓的作用对于血液滞留区域更广的人工主动脉瓣可能比人工二尖瓣更为显著，这也可能是主动脉瓣位机械瓣膜（华法林抗凝）和生物瓣膜（阿司匹林抗凝）在长期的无栓塞事件发生率不存在差异的原因。因此人工主动脉瓣膜理论上可以通过新型的抗血小板药物来维持抗凝。Garcia－Renaldi 已经测试了这一理论，他对 178 名患者仅用氯吡格雷抗凝治疗并随访了 7.8 年。结果非常出色，几乎没有出血发生，血栓栓塞事件也被减到最少。重要的是，这个小组发现那些发生血栓栓塞事件的患者要么对这种药物抵抗，要么便是自主或者在医师指导下停用了这种药物。作者强调只要应用抗血小板治疗就必须重视对于抗血小板治疗反应的评估。当然，单用抗血小板治疗的疗效有待于高质量前瞻性的随机临床试验来进一步加以证实。

四、结果

主动脉机械瓣膜置换的结果随着患者人群特点的不同而各异。具有更多血栓栓塞危险因素和抗凝相关性出血危险因素的患者有更高的瓣膜相关事件发生率，这减弱了 meta 分析的意义。由于随着年龄增加而有更多的危险因素，因此老年患者发生瓣膜相关事件，特别是血栓栓塞的危险性更大。瓣膜相关事件的发生率也与研究者的随访强度有关。瓣膜置换后早期较高的出血发生率可能也会由于随访时间的延长而被弱化。患者的高依从性对获得良好的长期治疗结果至关重要。传统和非传统的栓塞危险因素、抗凝相关事件以及瓣膜相关事件都必须加以考虑。一些随访期短的临床试验证实不同品牌的机械瓣膜在瓣膜相关事件发生率上没有重大差别。然而，对于如何选择机械瓣膜和采用何种抗凝治疗方案却是存在一个标准的。大多数的瓣膜相关事件都是由于血栓栓塞和抗凝相关性出血引起的。下一部分主要讲述的就是具体的瓣膜相关并发症以及现今公认的发生率。

（一）瓣膜种类

在随访早期，抗凝相关的出血是机械瓣膜最常见的棘手事件。因此，在瓣膜置换后 10 年内，机械瓣膜比生物瓣膜的瓣膜相关事件发生率要高。但是在接下来的 10~20 年内，生物瓣膜衰败的发生改变了这种对比，使得生物瓣膜比机械瓣膜更常发生瓣膜相关事件。在一系列的主动脉瓣再次手术中，Potter 注意到生物瓣膜衰坏的年限为 7.6 年而 Maganri 报道的为 11 年，并且这种衰坏比例随着时间增加而增高，总的来说瓣膜相关事件免除率更多与患者本身已存在的原发疾病有关而不是机械瓣膜本身。

（二）抗凝相关性出血

抗凝相关性出血（ARH）是最常见的瓣膜相关性事件。抗凝剂服用越多，瓣膜相关性出血发生的概率越大。ARH 最常在华法林剂量变化或药物互相作用导致 INR 值波动时发生。最常发生 ARH 的部位是胃肠道，其次是中枢神经系统。ARH 也是瓣膜相关事件中死亡率最高的并发症。在长期报告中 ARH 的公认发生率范围为 1.0%~2.5% 每病患/年。这些长期报告弱化了 ARH 的短期影响，因为 ARH 在瓣膜置换后早期的危险性要更高。随着个体化以及家庭监测的抗凝疗法应用，TE 和 ARH 逐渐减少。患者在 10 年和 20 年的无抗凝出血并发症发生率分别为 75%~80% 和 65%~70%。一个 25 年的长期随访研究记录到发生 ARH 的患者几乎有 40% 发生在抗凝治疗的第一年，这表明在这段时间内必须保证抗凝剂量的缓慢增加，同时对患者进行紧密随访。欧洲自主抗凝疗法的研究表明如果家庭监测能够实行，那么降低目标 INR 值的方法是恰当的。而患者死亡更多是由于出血事件而不是血栓栓塞事件。

（三）血栓栓塞

血栓栓塞是第二常见的瓣膜相关事件，也是患者必须长期使用抗凝药物的主要原因。Khan 等报道了一大组使用生物瓣膜和机械瓣膜患者的临床疗效，结果显示两种瓣膜有着相同的血栓栓塞发生率，但是机械瓣膜置换者是在行华法林治疗的同时进行统计的。目前公认的血栓栓塞发生率范围为 0.8%~2.3% 每病患/年。大约一半的血栓栓塞发生在中枢神经系统，40% 是一过性的，10% 发生在外周。患者 10 年和 20 年的无血栓栓塞事件发生率分别为 80%~85% 和 65%~70%。

血栓栓塞是机械瓣膜置换患者的终身危险因素。随着年龄的增加，血栓栓塞的危险性增加，所以患者必须长期应用抗凝剂维持体内抗凝药物的浓度以保证抗凝效果。当个人的危险因素增加时，可能有必要改变目标 INR 值。

值得注意的是，并非原来认为是栓塞导致的神经系统事件都是栓塞所致。Piper 及其同事报道了一个单中心的前瞻性研究，该研究中对机械瓣膜置换术后患者的神经系统事件进行正规和严密监测的抗凝治疗过程中，超过 75% 的患者出现这些事件的原因是颅内出血而不是栓塞。这就表明抗凝剂的目标剂量可能人为制定得过高了，而并非像我们通常认为的神经系统事件都是栓塞导致的。

（四）人工瓣膜血栓形成

人工主动脉瓣处的瓣膜血栓形成是一个非同寻常的事件，它在瓣膜置换中晚期发生，最常见的原因是不当的抗凝治疗或者患者的抗凝治疗依从性差，双叶瓣影响瓣膜功能的血栓形成往往发生在枢轴保护套以及瓣膜缝隙处。只有一种双叶瓣的设计不会让血栓凸向瓣叶固定的地方。在倾斜型碟瓣中血栓最常发生在较小的瓣膜开放孔处。患者血栓形成的发生率大约是少于 0.3% 每病患/年，20 年无血栓形成率大于 97%。

（五）人工瓣膜性心内膜炎

由于预防性抗生素的应用，人工瓣膜性心内膜炎在现今时代也是发生率很低的事件。将近 60% 发生在早期并且与葡萄球菌有关。葡萄球菌引起的人工瓣膜性心内膜炎的死亡率很高。其余的人工瓣膜性心内膜炎发生较晚（ >60 天）。人工瓣膜性心内膜炎是在任何时间都可能发生的，因此瓣膜置换的患者必须在进行任何侵入性操作时预防性应用抗生素。机械瓣膜置换患者在 20 ~ 25 年不发生心内膜炎的比例可达到 97% ~ 98%。

（六）瓣周漏

瓣周漏是一种手术并发症，它最常与手术技术相关，有时候也与感染性心内膜炎相关。可以通过术中对瓣环组织上钙化组织清除干净以及增加缝合密度使人工瓣膜和自体瓣环组织最大程度地紧密贴合来避免瓣周漏。Silzone - 包被的缝合环的应用经验显示瓣周漏发生率升高了，因为金属银浸渍的缝合环不仅能够抑制细菌的生长而且能够抑制人工瓣环缝合环与自体瓣环的愈合，从而使瓣周漏这种并发症的发生率增加一倍。现在 Silzone - 包被的缝合环已经从市场上下架了。右冠瓣及无冠瓣交界的区域附近存在一个解剖上易发生瓣周漏的区域。因为右冠瓣叶近右无交界 1/3 及无冠瓣叶近右无交界 2/3 的区域是瓣环组织薄弱区。可接受的瓣周漏发生率大约是低于 0.01% 每病患/年，而且大部分都是术后早期发生。

（七）瓣膜结构衰坏

在总计超过 50 000 例患者年的长期随访研究中并没有观察到或者报告由于磨损造成的主动脉瓣双叶机械瓣膜的瓣膜结构损坏。这表明这些现代人工主动脉瓣膜的结构十分完善。在一个总计 21 742 例患者年的研究中，92% 患者完成随访，没有一例出现结构衰败。

（八）无再次手术率

现代机械瓣膜的长期耐久性非常好，25 年的瓣膜再次置换率小于 2%，因此第三次置换人工主动脉瓣膜手术就更罕见了。主动脉双叶瓣的瓣膜下的血管翳形成也非常少见，导致再次瓣膜置换的最常见的原因有术前及术后的感染性心内膜炎、瓣周漏以及瓣膜血栓形成。

五、特殊情况

（一）技术考虑

尽管植入人工机械瓣膜的技术简单明了，但是会出现特殊情况。由于 St. Jude Medical Regent 瓣膜的阀体与组织瓣环相比很大，有时候人工瓣膜难以进入主动脉。有时候患者主动脉根部直径最小的地方在窦管嵴处，这时候测瓣器尽管能够容易地通过主动脉瓣环，但是 Regent 瓣膜想要固定在瓣环上却十分困难甚至是不可能的。在穿过窦管嵴的时候，重要的一步是轻微地来回晃动瓣膜，在最狭窄的地方倾斜转圈通过。如果瓣膜的尺寸合适的话，一旦它到达窦管嵴下，就能容易地固定在瓣环上。当人工瓣膜经测量能够置入瓣环中，应首先缝合左右冠窦。Regent 瓣膜不容易固定的原因可能是由于它的尺寸较大，但是只要正确筛选还是可以在耐心轻柔的调节下完成固定的。Regent 瓣膜瓣体位于瓣环之上，枢轴保护套位于瓣环之内。最后缝合无冠窦的中部并将瓣膜的方向调整为瓣叶开口与室间隔平行。由于主动脉瓣环弹性较好，在经过去除钙化组织的瓣环上进行缝合能够更好地固定人工瓣膜。

相似的，在使用 On - X 瓣膜时必须确保人工瓣膜的整体金属环完全插入左室流出道并被固定在瓣环上，这个过程需要轻柔的操作和耐心。Walther 等认为准确的筛选瓣膜需要一些经验。

如果专门将过大尺寸的瓣膜植入到较小的主动脉根部，只要瓣膜的最高部分位于无冠窦处，通过倾斜瓣膜后缝合固定就可以使较大的人工瓣膜植入并正常工作且不会出现冠脉阻塞。用带毡片的缝合线从主动脉外向内缝合固定倾斜的人工瓣环可以防止瓣周漏，而且由于人工瓣膜的容受性较好，植入瓣膜仍可以开放和关闭。

（二）患者 - 人工瓣膜不匹配

患者 - 人工瓣膜不匹配（PPM）这一概念首先由 Rahimtoola 提出，并由 Pibarot 和 Dumesnil 加以推广。但是对 PPM 的重要性，人们看法不一。大家更多地将注意力放到解读机械瓣膜和生物瓣膜以及不同类型的机械、生物瓣膜的相关文献上去了，对于患者 - 人工瓣膜不匹配这一概念的重要性却没有形成一致的观点。在一项对置换单个机械瓣膜的患者进行的 25 年随访记录中，根据 Blais 及其同事的标准所确定的严重患者 - 人工瓣膜不匹配、中等患者人工瓣膜不匹配和轻度患者 - 人工瓣膜不匹配的患者在总体瓣膜相关性死亡率上没有差别。正如图 5 - 13 所示，无论对瓣膜有效开口面积采取体外测量法（内部几何瓣膜面积）还是体内测量法（超声测量的瓣膜面积），患者长期生存率的相似性是不变的。这项研究在包括手术死亡率、长期累积死亡率、抗凝相关性出血、血栓栓塞、瓣膜血栓形成、瓣周漏或者充血性心力衰竭的诊断等瓣膜相关性时间发生率没有发现差别。这项研究的随访完成率为 94% 并且延伸超过 13 000 患者年。因此，对双叶机械瓣膜置换的患者，PPM 可能不是一个主要的问题。但对于植入较小生物瓣膜的患者，患者 - 人工瓣膜不匹配可能很重要，因为对于那些更年轻、活动更多以及心室功能更差的患者，当瓣膜开始僵硬，主动脉瓣狭窄就成为手术后随访期一个突出因素，影响他们的症状和生存率。但是，如果担心患者 - 人工瓣膜不匹配，可以对任何指定的人工瓣膜进行有效瓣口面积的计算，并决定是否需要瓣环扩大手术或者更换一个保证更大有效瓣口面积的人工瓣膜。患者 - 人工瓣膜不匹配现象已经随着新一代的 Rgent 瓣膜的出现而大大减少了，这种瓣膜极少出现患者 - 人工瓣膜不匹配。

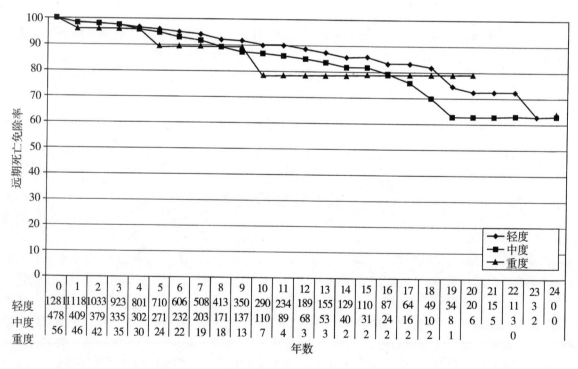

图 5 - 13　根据 Blais 等的体内标准有轻度、中度、重度患者 - 瓣膜不匹配的患者发生瓣膜相关远期死亡决定因素的卡普兰 - 迈耶曲线。三条曲线没有差异。图表底部的数值代表患者随访数据

机械瓣置换指征：

（1）抗凝剂应用可能性大。

（2）需要长期抗凝（任何年龄）。

（3）患者需求。

（4）再次手术降低手术风险。

（5）年龄＜60岁。

（6）年龄60~70岁患者征求患者意见。

（7）再次手术瓣膜置换。

（8）医疗条件好。

（三）无抗凝疗法

所有的接受机械瓣膜置换的患者都推荐进行抗凝治疗。对低风险患者的无抗凝疗法所进行的有限实验也只是在几个月系统抗凝疗法之后。据报道，未正规抗凝治疗的患者如果使用抗血小板药物进行替代治疗，会使瓣膜血栓形成的发生率增加，但血栓栓塞的发生率却几乎不增加。一项研究发现服用法华林的患者与单独使用抗血小板疗法的患者在瓣膜相关事件的发生率上没有重大的差别。但是该研究的随访时间有限。另一项相关的前瞻性研究正在进行，该研究是一个比较患者在接受3个月正规抗凝治疗之后分别进行华法林和抗血小板治疗的效果的随机对照试验，但结果目前尚不可得。高度选择的机械瓣膜置换的患者不服用华法林而单纯行抗血小板治疗能够获得好的疗效值得期待，但目前还没有得到证实。

在一项关于双叶主动脉瓣置换后的氯吡格雷应用的前瞻性非随机临床试验中，Garcla-Rinaldi等发现血栓栓塞事件只发生在那些不持续使用氯吡格雷或者对氯吡格雷没有反应的患者。尽管可以通过演绎推理得出这一抗凝方法的合理性，但是只有在进行前瞻性的随机试验之后才能够成为推荐的疗法。

当需要对抗凝剂进行减量，比如择期手术的时候，可以在5天时间里将患者的INR逐渐调节到正常水平，在手术前24小时经静脉注射肝素进行抗凝。术后抗凝恢复可以用抗血小板药、肝素皮下注射以及从术后第一天起口服华法林治疗。遇有出血的患者，虽然也可以迅速降低出血患者的INR，但是却会增加血栓栓塞的危险性。在必要时新鲜冰冻血浆可以用来缓和地逆转INR值，但是最好不要使用维生素K。同时要保证患者密切监测INR值。

患者出现抗凝相关出血后，由于发生再次出血的可能性比较高，因而在出血点被确定并完全治愈之前必须停用抗凝剂两周，在允许的情况下可以单独应用抗血小板药物。对于那些无法重新开始抗凝治疗的患者，必须进行抗血小板治疗，但是必须告知患者的血栓栓塞发生率将会增加到将近4%每患者一年，双叶瓣膜的瓣膜血栓形成的发生率增加到2%。

六、年轻患者的机械瓣膜置换

阻碍年轻患者选择机械瓣膜的一个主要原因是长期的抗凝治疗。但是由于机械瓣膜有较好的耐久度，使它成为年轻患者的理想选择。最重要的是年轻患者（即年龄小于50岁）发生瓣膜相关事件的风险较小。他们很少发生血栓栓塞，因而他们的抗凝治疗可以保持在抗凝疗法目标范围的下限附近，从而在不增加血栓栓塞发生率的情况下降低了抗凝相关性出血的发生率。事实上，许多婴儿和儿童已经能够在不服用阿司匹林的情况下获得了好的长期疗效。尽管在婴儿以上年龄组的患者中并不推荐这种疗法，但仍然可能是一种合理有效的选择。一项最近的研究对254例年龄小于50岁的患者进行了20年的随访，结果显示极低的瓣膜相关事件发生率，总体长期生存率非常优越，达到88%，其19年的免除事件生存率为92%。

置换双叶机械瓣之后生存时间最长的患者在手术后已经存活了30多年，他在40多岁的时候接受的手术并且一直没有并发症。年轻患者的瓣膜相关事件发生率较低，因此引出了关于对于这种个体应提供何种瓣膜的讨论，特别是在有新的强力抗血小板药物辅助的情况下。考虑到再次手术的死亡率会增加，因此瓣膜的耐久性是重要的考虑因素。

七、随访

无论使用哪种人工瓣膜，长期的跟踪随访都是一个重要的工作。想要弄清瓣膜的真实耐久度，10年的随访显然时间不够长。Grunkemeier对几种生物瓣膜的耐久度进行了回顾性研究，他发现生物瓣在

10 年的耐久性还是很出色的，但是到了 12~18 年的时候瓣膜的耐久性就较差，必须加以更换。Khan 和他的同事也对这些数据很赞同。瓣膜衰败发生在各种可供选择的生物瓣膜上，包括带支架瓣膜、无支架瓣膜、同种移植物瓣膜以及自体移植物瓣膜的耐久度比现代机械瓣膜都要差。

即使某些机械瓣膜，也缺乏 10 年以上的耐久度数据。推荐机械瓣膜时，必须首先确保这种人工瓣膜有可说明其能耐久 15 年以上的数据。

总而言之，使用机械瓣膜时只要合理地选择病例就可以保证良好的长期结果、长期生存率以及低瓣膜相关并发症。

（杨俊蕾）

第八节　主动脉瓣生物瓣置换术

一、自然病史和手术指征

（一）自然病史

主动脉瓣狭窄可能是由退行性钙化、先天性畸形（主动脉瓣二叶化畸形最常见）或风湿热引起，较少与系统性疾病（如骨 Paget's 病或终末期肾病等）相关。退行性钙化在老年人群中很常见，而且中到重度钙化性主动脉瓣狭窄是主动脉瓣置换患者最常见的病理改变。在发达国家人群中，钙化性主动脉瓣狭窄的发病率可能随年龄增长而升高。

瓣膜退行性钙化的特征性表现为由瓣叶钙化导致的瓣口横截面积进行性减少。动脉粥样硬化导致了瓣叶的炎症和脂质堆积，最终导致钙化。正常人的主动脉瓣口面积为 $3.0~4.0cm^2$，伴有轻微压差或没有压差。根据主动脉瓣口面积、平均跨瓣压差和瓣口峰值流速，把主动脉瓣狭窄分为轻、中、重度。在心排量正常情况下，当主动脉瓣口面积小于 $1.0cm^2$ 时，跨瓣压差通常大于 50mmHg。而主动脉瓣口面积小于 $0.8~1.0cm^2$ 时，跨瓣压差会快速增加。

主动脉瓣狭窄的分级：

	轻	中	重
主动脉瓣口面积（cm^2）	>1.5	1.0~1.5	<1.0
平均压差（mmHg）	<25	25~40	>40
峰值射血速度（m/s）	<3.0	3.0~4.0	>4.0

主动脉瓣口面积的减少引起血流受阻，使腔内压和室壁张力升高，从而导致代偿性的向心性肥厚以维持正常的心排量。随着肥厚的进展，心室顺应性进行性减低，而舒张末压不断升高。在这种情况下，心房收缩对维持前负荷至关重要。此时，失去窦性节律可能会导致症状的迅速进展。

（二）有症状期

当主动脉瓣狭窄不断进展最终导致明显的血流动力学改变时，最初的代偿机制为左心室肥厚。出现症状时患者的平均主动脉瓣口面积为 $0.6~0.8cm^2$。随着流出道梗阻和心室壁肥厚的逐渐进展，主动脉瓣狭窄患者开始出现心绞痛、晕厥、呼吸困难或充血性心力衰竭等主要症状。自然病史显示，有明显血流动力学改变的主动脉瓣狭窄患者，一旦出现心绞痛症状，预期寿命 4 年；晕厥患者 3 年；而心力衰竭患者仅有 2 年。主动脉瓣狭窄患者出现上述症状是手术干预的绝对指征。对于这类患者，多余的等待会导致每年大于 10% 猝死率。一旦主动脉瓣狭窄患者出现室性心律失常或心力衰竭的症状，其预期寿命小于 3 年。

二、无症状期

对有明显血流动力学改变但无临床症状的主动脉瓣狭窄患者的处理仍存在争议。Otto 等的研究显示，主动脉瓣狭窄患者，瓣口面积平均每年减少 0.12cm²，而跨瓣压差平均每年增加 10～15mmHg。然而，不同患者疾病的进展过程差别相当大，许多患者几年都没有跨瓣压差的变化。这样说来，此类患者在症状出现之前可能有一个时间不定的潜伏期。在这个时期，心室为适应室内压力的升高，左室向心性肥厚将持续进展。

在无症状的轻、中度主动脉瓣狭窄患者中，猝死的发生率很低。在重度主动脉瓣狭窄病例中，猝死率大约是每年 1%。然而，猝死患者中的大多数会在致死事件发生前的数月内出现症状。

当考虑行主动脉瓣置换术时，应该将猝死的发生风险与手术死亡率相权衡（当前 STS 数据库中主动脉瓣置换手术死亡率为 3.5%）。虽然无症状患者的手术指证很难把握，但是有研究称峰值流速每年增加大于 0.45m/s 的无症状患者应当接受手术治疗。总体而言，约 7% 的无症状主动脉瓣狭窄的患者在确诊之后 1 年内死亡或者接受主动脉瓣膜手术。5 年后，死亡或者接受主动脉瓣膜手术的比例激增至38%。值得注意的是，有症状或无症状重度主动脉瓣狭窄患者行主动脉瓣手术后早期和晚期的结果非常相似。

低跨瓣压差的重度主动脉瓣狭窄：

心功能差的主动脉瓣狭窄患者（射血分数 ＜20%）狭窄严重程度常难以评估，这类患者主动脉瓣膜狭窄严重，但是跨瓣压差并不大（＜30mmHg）。这些患者的左心室功能受损可能是由瓣膜狭窄或固有的心肌病变引起的后负荷不匹配（尤其是弥漫的冠脉病变引起的慢性缺血）导致的。对这些患者，分别在休息时和应用正性肌力药物（如多巴胺注射）时测量跨瓣压差和瓣口面积，有助于鉴别心肌病和真正的瓣膜狭窄，从而做出更可靠的诊断。对于多数左室功能差并发重度主动脉瓣狭窄的患者，选择瓣膜置换术可显著提高生存率。然而，以心肌病变为主的患者却无法从瓣膜置换中明显获益。一个关于主动脉瓣狭窄患者行主动脉瓣置换术后出现左室功能低下的多变量分析的研究发现，术前左室功能差是最重要的预后因素，提示低跨瓣压差患者的不佳结局。

（一）药物治疗

目前尚未发现某种药物可以改变主动脉瓣狭窄的自然病程。虽然几个小的非随机研究显示降脂治疗可延缓疾病的进展，但是一个最新的前瞻性的随机临床试验发现阿托伐他汀的强化降脂治疗并不能延缓疾病的进展。

1. 手术适应证 1998 年，美国心血管病联盟（ACC）和美国心脏病协会（AHA）共同提出了以临床证据为基础的心脏瓣膜疾病的治疗指南，随后在 2006 年进行了更新。关于主动脉瓣狭窄行主动脉瓣置换术的指南总结如下。

美国心血管病联盟（ACC）/美国心脏协会（AHA）关于主动脉瓣狭窄患者行主动脉瓣置换术的指南：

适应证	分级
有症状的重度主动脉瓣狭窄	I 级
重度主动脉瓣狭窄同期行冠状动脉旁路移植术	I 级
重度主动脉瓣狭窄同期行主动脉手术或其他心脏瓣膜手术	I 级
重度主动脉瓣狭窄并发左室功能受损（射血分数 ＜50%）	I 级
中度主动脉瓣狭窄同期行冠状动脉旁路移植术或其他升主动脉或瓣膜手术	II A
无症状主动脉瓣狭窄并发	
对运动的异常反应（低血压）	II B
可能会快速进展（年龄、钙化或者冠状动脉疾患）	II B
室性心动过速	II B
瓣口面积 ＜0.6cm²，平均压差 ＞60mmHg，峰值流速 ＞5m/s	II B
轻度主动脉瓣狭窄和中到重度瓣膜钙化同期行冠状动脉旁路移植术	II B
没有 5～7 中的任何 1 条的无症状患者猝死的预防	III

主动脉瓣置换术适用于所有的有症状的重度主动脉瓣狭窄患者，以及需要同期行冠状动脉旁路移植术、主动脉手术或其他瓣膜置换术的无症状重度主动脉瓣狭窄患者。在 Sunnybrook 健康科学中心，我们常规在中度主动脉瓣狭窄患者行其他心脏外科手术时同期实施主动脉瓣置换术。对于轻度主动脉瓣狭窄患者，除非主动脉瓣叶有非常严重的钙化或狭窄很可能快速进展，在行其他心脏外科手术时我们不常规同期行主动脉瓣置换术。无症状重度主动脉瓣狭窄患者如并发严重的左室功能受损、运动试验诱发症状、明显的心肌肥厚或室性心律失常，我们主张行主动脉瓣置换手术。对于跨瓣压差 >60mmHg 或瓣口面积 <0.6cm^2 的无症状患者，他们有很高的风险迅速出现症状，也应该在明显的心室功能受损或猝死之前接受瓣膜置换手术。

（二）主动脉瓣反流

1. 急性主动脉瓣反流　　急性主动脉瓣反流可能由急性主动脉瓣环扩张影响瓣叶的充分对合或瓣叶本身撕裂导致。主动脉瓣反流的具体原因包括主动脉夹层、感染性心内膜炎、创伤、继发于室间隔缺损的主动脉瓣叶脱垂、大动脉炎（梅毒、巨细胞病或医源性的，比如主动脉瓣球囊成形术后）。

急性主动脉瓣反流常引起急性心功能不全。大量的反流负荷会导致左心室的舒张末容量突然增加，使搏出量急剧减少，心脏很难代偿。当左室肥厚或顺应性差时，血流动力学失代偿会更加明显。前向搏出量迅速减少的最初代偿性表现是心动过速。容量超负荷导致左室舒张末压快速升高并超过左房压，这导致了二尖瓣的提前关闭。虽然这样可能减轻过高的舒张末压对肺静脉循环的损害，但肺水肿和心源性休克的快速进展难以避免。继发于进行性心源性休克和恶性室性心律失常的死亡是各种病因所致急性主动脉瓣反流的常见结局。所以，对各种原因导致的血流动力学改变明显的急性主动脉瓣反流都应急诊手术治疗。

2. 慢性主动脉瓣反流　　慢性主动脉瓣反流由慢性主动脉根部扩大或瓣叶功能不良所致。慢性主动脉瓣反流的常见原因包括先天性畸形（如二叶化、单叶化、四叶化主动脉瓣）、瓣叶退行性钙化、风湿热、感染性心内膜炎、马方综合征、Ehlers – Danlos 综合征、黏液样增生、成骨细胞发育不良和强直性脊柱炎。

慢性主动脉瓣反流导致左室持续性容量超负荷。在这个疾病的无症状阶段，容量超负荷导致心腔进行性扩大而不伴舒张末压升高。心腔扩大伴随着适应性的心室壁离心性肥厚在细胞水平表现为心肌细胞拉长和肌小节的复制。心室腔的扩大和肥厚导致左室的质量明显增加。在疾病早期，心室壁厚度与心室腔直径的比例、射血分数（EF）、缩短率能保持不变。然而，心室腔的扩大导致持续性的室壁张力增加，进而导致非适应性的心室肥厚，这样形成了一个恶性循环，逐渐导致心肌间质纤维化，它限制心室的进一步扩张，并升高舒张末压，最终导致左室收缩功能不全和充血性心力衰竭。血管扩张剂可以通过降低后负荷减少主动脉瓣的反流量，从而延缓心室功能的恶化。血管扩张剂治疗目前用于并发高血压病或伴有重度主动脉瓣反流、心室扩张且收缩功能尚可的无症状患者，也可用于术前短期调整心功能。此类药物不被推荐用于重度主动脉瓣反流并发左室功能不全患者，原因是这种治疗不能提高生存率。但如果这类患者并不适合手术治疗，也可考虑应用血管扩张剂药物治疗。

患者从诊断主动脉瓣反流到出现症状的时间间隔因人而异。自然病史研究显示：每年少于6%的主动脉瓣反流患者出现临床症状或左室功能不全的表现；每年不到4%的患者进展为左室功能不全但没有症状；每年患者的猝死率低于0.2%。无症状患者出现症状、左室功能受损或死亡的独立预后因素包括年龄、左室收缩末直径、左室收缩末直径变化率。另外，当静息状态下出现左室功能不全时，每年出现症状的患者比例又增加25%。正是由于只有严重的左室功能失代偿发生以后，患者才会出现诸如心绞痛、呼吸困难的症状，所以推荐在出现症状之前实施手术。有症状患者的年死亡率大于10%，所以出现临床症状是主动脉瓣反流患者的绝对手术适应证。

3. 手术适应证　　无症状患者的手术治疗应在心肌受损变得不可逆转并导致不良预后之前实施，关键在于寻找和把握心肌功能恶化的转折点。不幸的是，这些恶化是很细微的，目前的影像学检查往往难以辨明。严重左室功能受损的患者围手术期和晚期生存率明显降低，因为心肌肥厚、间质纤维化等病理变化导致了不可逆的心室重塑。因为外科和药物治疗的效果都不好，这类患者是否应手术治疗难以抉择。美国心血管病联盟/美国心脏协会工作组关于慢性主动脉瓣关闭不全的主动脉置换术的修订指南的摘要列于下。

美国心血管病联盟（ACC）/美国心脏协会（AHA）关于慢性重度主动脉瓣反流患者行主动脉瓣置换术的适应证：

Ⅰ级：有症状的重度主动脉瓣反流患者，推荐行 AVR。

Ⅰ级：无症状慢性的重度主动脉瓣反流患者，如静息下的左室收缩功能受损（射血分数≤50%），推荐行 AVR。

Ⅰ级：无症状慢性的重度主动脉瓣反流患者同期行冠状动脉旁路移植术、主动脉手术或其他心脏瓣膜手术，推荐行 AVR。

ⅡA级：无症状慢性的重度主动脉瓣反流患者，左室收缩功能正常（射血分数 >50%），但是有严重的左室扩张（舒张末径大于 75mm 或收缩末径大于 55mm），可以行 AVR。

ⅡB级：同期行升主动脉手术的中度主动脉瓣反流患者，可考虑 AVR。

ⅡB级：同期行冠状动脉旁路移植术的中度主动脉瓣反流患者，可考虑 AVR。

ⅡB级：无症状慢性的重度主动脉瓣反流患者，左室收缩功能正常（射血分数 >50%），当左室扩张超过舒张末压直径 70mm 或收缩压直径超过 50mm，或同时有左室扩张的证据，或运动耐量的减少，或运动诱发不正常的低血压反应。

Ⅲ级：无症状性的轻、中、中度主动脉瓣反流患者，静息状态下左室收缩功能正常（射血分数 >50%），左室扩张不严重（舒张末直径小于 70mm），不建议行主动脉瓣置换术。但对于舒张末直径大于 70mm 的患者，如果有证据表明心室功能或运动耐量进行性下降应该接受瓣膜置换手术。

三、冠状动脉造影和主动脉瓣置换

许多需要置换主动脉瓣的患者并发冠状动脉疾病。在北美地区，超过 1/3 的患者在主动脉瓣置换术的同时进行了冠状动脉旁路移植术。随着手术患者年龄的不断增加，这一比例还将继续增高。缺血性心脏病的典型症状是心绞痛。心绞痛可能是由冠状动脉疾患引起的心肌缺血导致，也可能是由左室壁张力增高引起的心内膜下缺血或心室腔扩大引起的相对性冠脉血流减少所致，所以主动脉瓣疾病患者的缺血性心脏病的风险评估是很复杂的。因为按照传统冠状动脉风险分级评估主动脉瓣病变患者是否存在冠脉疾病并不可靠，所以在 Sunnybrook 健康科学中心我们常规对所有年龄超过 35 岁的患者行冠状动脉造影术明确冠脉病变。

（一）心肌保护和体外循环

实施单纯的主动脉瓣置换术应使用单根双极右房静脉插管和一根插入升主动脉为体循环提供氧合血的动脉插管。经右房在冠状静脉窦放置逆行冠状动脉灌注插管。在右上肺静脉放置左心引流插管，也可以进一步放入左室以保障无血的视野及免除主动脉瓣反流时的心室膨胀。一旦体外循环开始，游离主动脉、肺动脉以显露主动脉根部前方至左冠状动脉。仔细将肺动脉从主动脉游离以确保阻断钳充分阻断升主动脉，行主动脉切口时应注意避免伤到肺动脉。因为肺动脉壁没有主动脉坚韧，所以操作时要尽量避免肺动脉损伤。

阻断升主动脉之后，经升主动脉灌注单剂量高钾含血停搏液行心肌保护。停搏液灌注后即刻会诱发舒张期停搏，中到重度的主动脉瓣反流会使停搏液漏入左心室从而影响灌注效果。在切开主动脉之后，心肌保护则通过双冠状动脉口直接插管持续灌注冷的或温的含氧停搏液实现。当左主干很短时，顺行灌注可能会引起前降支或回旋支的超灌。当有严重的冠状动脉疾病时，由于明显的冠状动脉阻塞，顺行停跳液不能灌注至心肌末梢节段。此外，左主干直接灌注能导致冠状动脉内皮损伤，增加潜在的冠脉夹层风险，或加重冠状动脉粥样硬化病变的进展。

主动脉瓣病变心肌保护的另外一个可供选择的方法是逆行灌注。逆行灌注可采用间断或持续的方式，可单独使用也可以和顺行灌注联合使用。这对主动脉瓣重度反流或伴有严重的冠状动脉疾病患者很有帮助。然而，要保证单独使用经右心逆行灌注的质量仍需考虑一些问题：如果逆行灌注插管不能放入冠状动脉窦，转为双腔静脉插管就可打开右房并直接将插管放入冠状动脉窦；插管时避免过深，保证放在右冠状静脉在冠状静脉窦的开口之前，以确保充分的右室心肌保护。

（二）主动脉切口、瓣膜切除和清创

一旦主动脉阻断和心脏停搏，就可通过横行或斜行切口切开主动脉。置换带支架生物瓣或机械瓣时，常选用位置较低的主动脉横行切口行主动脉瓣探查。主动脉切口大约在右冠状动脉起始处的上方 $10 \sim 15mm$ 处开始，并向前、后延伸。最初的右冠状动脉上方的横行切口也可以向后方斜行延伸至无冠窦或左、无冠窦交界处。斜行切口经常用在主动脉根部较细的患者身上，这些患者可能需要根部扩大手术（见后述），也有可能用于粗大升主动脉的成形。

这时就可以观察到主动脉瓣膜的形态。用剪刀沿右冠窦和右无交界处切除右冠瓣叶。一些医师经常使用 Mayo 剪或专门的右弯瓣叶剪完成该步骤，同时将钙化灶从主动脉壁清除，须留下 $1 \sim 2mm$ 的瓣叶组织作为人工瓣膜的缝合缘。一般先向左冠瓣方向再向无冠瓣方向切除右冠瓣叶，尽量整块切除瓣叶。然后向左无交界处切除无冠瓣，最后切除左冠瓣。通常在流出道放一块湿润的不透 X 线的纱布以防止组织碎屑掉入左心室，切记在缝合瓣环之前取出纱布。随后用手术刀或咬骨钳彻底清除钙化。清除钙化灶使之成为柔软的组织，以提高人工瓣膜缝合的稳固性并降低瓣周漏和缝瓣线撕脱的概率。

当从主动脉壁清除钙化灶时，要注意预防主动脉穿孔，尤其是左冠瓣和无冠瓣交界处，因为这里是主动脉穿孔的高发部位。当切除瓣叶时，应注意以下几处解剖特点：希氏束（传导系统）位于右、无冠瓣交界处膜部间隔的下方，这个区域的切除过深会导致永久的传导阻滞。二尖瓣前叶与左冠瓣直接相连，如果在清除钙化时发生损伤，可以用自体心包片进行修补。

当钙化组织完全清除后，应在左室流出道封闭的时候用盐水充分的冲洗主动脉根部。为避免将碎屑冲入左室，球囊注射盐水时应顺向沿流出道方向冲洗主动脉瓣，而不是逆向通过瓣膜。冲洗液应由外吸引器吸走，而不能通过心内吸引。

（三）人工瓣膜植入

病变瓣膜被切除后，通过测瓣器测量之后选择合适的机械瓣或生物瓣。用区分颜色的 $12 \sim 16$ 根双头针带垫片的 2-0 人造编织线将瓣膜间断缝合于瓣环上。垫片可以放在流入/心室侧或流出/主动脉瓣环的主动脉侧。若将垫片放在瓣环的心室侧，则可以将人工瓣膜放在瓣环之上，这样可以植入尺寸稍大的人工瓣膜。但在冠脉开口靠近瓣环的病例中，则在瓣环上放置人工瓣膜常不可行。褥式缝合线先缝在三个交界上，提拉缝线可帮助显露。在缝合右、无冠交界时，有的外科大夫选择从主动脉外侧进针以避免损伤传导束（也就是说把垫片留在主动脉外侧）。通常是从无冠瓣开始，以顺时针的方向褥式缝合带垫片的缝合线，可以每一针缝完自体瓣环后立即将缝合线缝至人工瓣环，也可以在缝完全部的缝合线后一起缝至人工瓣环。三个象限的缝合线最好用三把止血钳分开夹持，当人工瓣滑向瓣环时收紧缝合线。然后，将三个象限间的缝合线交替打结。

（四）缝合主动脉切口和排气

主动脉切口用双层 4-0 人造聚丙烯滑线缝合。缝合第一层时应从主动脉切口后方起始端的右侧进针，缝合时稍微超越切口，避免此处漏血。双头针的一端以水平褥式向前缝至主动脉切口的中点，另一端在水平褥式缝合线的稍浅处向前连续缝合。使用同样的方法缝合主动脉切口的左侧后，行主动脉排气（见后述），在主动脉切口的中点两根双头针缝线分别打结。

在主动脉置换过程中，空气可能进入左房、左室以及主动脉。必须清除这些空气以避免灾难性的并发症——空气栓塞。在主动脉切口缝合线打结之前，停止经右上肺静脉放置的左心引流、膨肺、短暂部分开放升主动脉阻断钳，使心脏充盈。充入的血液可以将大部分气体从经未完全闭合的主动脉切口排出。然后打结彻底闭合主动脉切口，完全开放阻断钳。随着心电活动开始，利用升主动脉灌注管和左心引流管吸引以排出残存的空气。以一个小的针头（21 号）给心尖和左房顶排气。为避免气体进入，拔除左心引流管时必须将心包腔充上盐水。术中可以用经食管超声心动图直观的检验排气的效果以确保左心系统没有空气残留。当通过主动脉引流管吸引时（如灌注针），可用力摇晃或用手小心的挤压心脏有

助于将藏在肌小梁的空气排出。一旦排气完成，就可以拔除主动脉灌注管。患者就可以脱离体外循环，常规拔除动静脉插管。如果停机时患者是起搏器依赖，建议植入心房起搏电极以保证房室同步起搏。

（五）同期冠状动脉旁路移植术

当伴发冠心病时，手术技术应加以改良以达到更理想的心肌保护。在主动脉瓣置换前行冠状动脉的远端吻合，这样可以在术中通过桥血管顺行灌注心肌保护液。我们应该用左乳内动脉行前降支的再血管化，因为这样可以提高主动脉瓣患者的远期生存率。这个吻合应该在主动脉切口缝合后进行，以确保心脏停搏期间冠脉循环不接触体循环，也可以防止在心脏表面操作时对吻合口的损伤。

（六）同期升主动脉置换

一般而言，当主动脉的最大直径超过 5.5~6.0cm 时，我们就可以选择行升主动脉置换；然而，对于马方综合征或同类的结缔组织疾患的患者，这一标准便降至 4.5~5.0cm。当行主动脉瓣置换术时，如果患者的升主动脉直径大于 5.0cm，则推荐行升主动脉置换术。主动脉瓣二叶化患者有潜在主动脉壁病变，从而导致晚期升主动脉发病风险明显增高，当这些患者行主动脉瓣置换术时，如主动脉直径超过 4.5cm，就应该同期行升主动脉置换。

（七）主动脉根部扩大术

对主动脉根部扩大术的详细描述将在后续章节进行。简单的说，要想为主动脉根部细小的患者植入一个较大的瓣膜，前部瓣环或后部瓣环扩大的手术方式都可以选用。对成人患者多选用后部瓣环主动脉根部扩大手术的方式，术后能使瓣环直径增加 2~4mm。Nicks 等首次报道了这一技术，由主动脉切口一直向下延伸通过无冠瓣、主动脉瓣环，直至二尖瓣前瓣。1979 年 Manouguian 和 Seybold - Epting 报告延长主动脉切口通过左冠瓣 - 无冠瓣交界，直至左纤维三角和二尖瓣前瓣。小儿则常用前部瓣环扩大技术。1975 年 Konno 等报告了这项技术，该技术也被称为主动脉心室成形术。当需要将瓣环扩大超过 4mm 以上时，可以采用该技术。不同于横行主动脉切口，该技术是行升主动脉前壁纵行切开至右冠窦方向，通过右心室前壁切开右室流出道，切开室间隔，从而使主动脉瓣环和左室流出道明显扩大。

（八）再次主动脉瓣手术

主动脉瓣置换术后再次开胸手术的原因包括瓣膜相关的并发症、升主动脉进行性病变和冠心病。瓣膜病变的相关因素包括瓣膜结构退行性变、人工瓣膜感染性心内膜炎、人工瓣膜血栓形成及瓣周漏。再次开胸对于任何二次心脏手术的患者都是极其危险的。在 Sunnybrook 健康科学中心，我们的经验是先拍摄侧位胸部 X 线片和 CT 以确定最接近胸骨后的心脏结构。出于安全考虑，可以通过股动静脉建立体外循环。摇摆锯用来劈开胸骨，尽可能少做分离，当有畅通的桥血管时，在分离时更需谨慎。

当建立体外循环心脏停搏后需要锐性分离切除旧的人工瓣膜。仔细从瓣环上清除前次手术的所有缝线和垫片。切除旧人工瓣膜时造成的瓣环损伤用带垫片的缝合线间断修补。切除无支架人工瓣膜可能特别的困难。对于感染性心内膜炎并出现根部脓肿时，应彻底清除感染组织，并用心包片行瓣环重建。当有活动性心内膜炎时，所有的异物材料，包括涤纶主动脉移植物都必须全部清除。

当升主动脉有涤纶移植物时，二次开胸更为危险，因为游离时不经意的损伤移植物会导致急性大出血。为避免常温下大出血的全身影响，在开胸前患者应建立股动静脉体外循环，并于开胸前将温度降至 20℃。万一移植物意外破开，应立即局部止血，行深低温停循环。当循环停止后即行心房静脉插管，并在破口远端阻断，重新建立体外循环。所有的二次主动脉手术都必须实施严格的心肌保护，因为这些手术通常有很长的缺血时间。通常应用选择性的冠状动脉开口行持续性冷灌注液顺行灌注。当患者有旧大隐静脉桥时，选择逆行灌注有益于确定桥血管是否通畅。

四、术后处理

考虑到心室的病理变化，术后即刻就应该开始考虑相应的特别处理。对主动脉瓣严重狭窄导致的心肌肥厚、左室失去顺应性的患者，高度依赖充分的前负荷以保证充足的灌注。经静脉补液小心的将充盈压维持在 15~18mmHg。在这些病例中，瓣下左室流出道梗阻与收缩期二尖瓣前向运动（SAM 现象）

可同时出现。经静脉给予 β 受体阻滞剂通过降低收缩力可能部分缓解流出道梗阻。在极端情况下，可能需要再次手术并行左室流出道心肌切除。

维持窦性心律也是必须的，因为对于无顺应性的心室而言，总计 1/3 的心排出量来自于心房收缩。在术后早期，有大约 10% 的患者会出现低心排综合征。如果术后需要起搏，房室顺序起搏有益于预防低心排综合征。

主动脉瓣置换术患者有 3% ~ 5% 会出现完全性心脏传导阻滞，这可能是由于缝针或彻底清除组织时损伤传导系统所致。暂时性传导阻滞是由于围手术期水肿导致的，通常在 4 ~ 6 天恢复，这之后如果没有恢复推荐植入永久起搏器。

在主动脉瓣关闭不全患者中见到的严重外周血管扩张，需要使用包括 α – 肾上腺素能受体激动剂或后叶加压素等血管收缩剂。补足容量以保证扩张的左室有效充盈。

五、支架主动脉生物瓣置换装置

带支架生物瓣可以由猪主动脉瓣或牛心包制成。在过去的 40 年里，组织固定方法和化学处理的进步降低了细胞外基质钙质的沉积。所有的异种瓣膜均通过戊二醛处理，它通过使胶原纤维交联而降低组织抗原性。戊二醛还降低酶的降解活性，使细胞失活，从而阻止组织细胞外基质重塑。戊二醛固定猪瓣膜可以在高压（60 ~ 80mmHg）、低压（0.1 ~ 2mmHg）或零压（0mmHg）下进行。心包瓣膜固定在低压或零压下进行。猪瓣膜在零压环境下固定，可以保持其松弛的主动脉瓣尖胶原结构。当比较不同的生物瓣膜时，必须意识到不同的厂商在标识瓣膜的大小时缺少统一标准。大体而言，标识的大小指的是支架的内径或外径，而不是缝合环的外径或瓣叶的最大开口直径。所以，根据不同厂商的习惯和缝合环的大小，相同的主动脉瓣环可能会适合不同厂商不同大小的瓣膜。图 5 – 14 比较了一系列瓣膜的内径与外径。

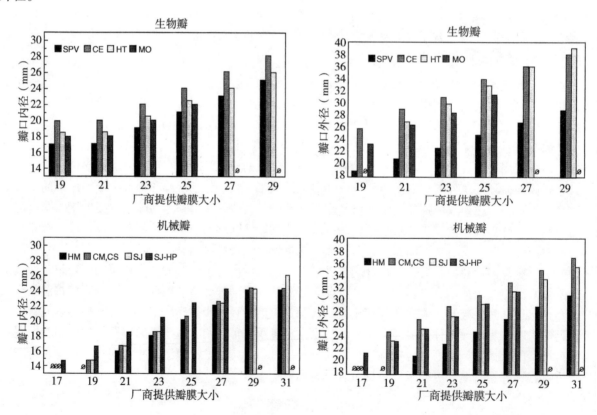

图 5 – 14　不同厂家制造的标识大小的主动脉瓣生物瓣内外径比较

（一）第一代生物瓣

第一代生物瓣瓣叶用高压固定并安置于瓣环位置，包括 Medtronic Hancock 标准瓣、Modified Orifice 瓣膜（Medtronic，Minneapolis，MN）和 Carpentier – Edwards 标准猪瓣膜（Edwards Life Sciences，Irvine，CA）。

（二）第二代生物瓣

第二代生物瓣瓣叶在低压或零压下处理，有些第二代生物瓣可以安放在瓣环之上，这样可以选择较大的瓣膜。第二代猪瓣膜包括 Medtronic Hancock Ⅱ 瓣膜（Medtronic）、Medtronic Intact 猪瓣膜（Medtronic）、Carpentier – Edwards 环上瓣（SAV）（Edwards Life Sciences）。第二代牛心包生物瓣膜包括 Carpentier – Edwards Perimount（Edwards Life Sciences）和 Pericarbon 生物瓣（Sorin Biomedica，Saluggia，Italy）。

（三）第三代生物瓣

新一代生物瓣结合零压或低压固定，采用抗钙化处理过程，以减少材料衰败和钙化。支架变得更薄，侧面更低，活动性更好，设计了圆齿的缝合环便于植入环上瓣。美敦力 Mosaic 猪瓣膜在模拟人体生理环境下固定，将相同的压力（40mmHg）应用在瓣膜的心室侧和主动脉侧，致使瓣叶本身不承受压力。圣犹达 Epic 瓣膜是一款猪瓣膜，有一个低的支架杆和侧面基底以减少瓣架突入主动脉壁并避免遮挡冠脉开口。Carpentier – Edwards Perimount Magna 瓣膜是 Perimount 心包瓣膜的演变，它有着更窄的缝合环和圆齿状设计以便于环上安装。Mitroflow 心包主动脉瓣是独特的心包瓣膜，它将心包放在支架的外面，预期能够提供更大的瓣膜开口直径。

六、主动脉瓣置换手术的结果

（一）手术死亡率

手术死亡率定义是指术后 30 天内所有原因引起的死亡率或与手术同次住院期间的死亡。当代一系列研究显示，单纯的主动脉瓣置换术有着较低的死亡率。根据患者人群、是否伴发冠脉疾病和研究年代的不同，主动脉瓣置换术的死亡率为 1% ~8%。胸外科协会（TS）回顾了 86 580 例行主动脉瓣置换术的患者数据，发现单纯的主动脉瓣置换术死亡率为 4.3%，主动脉瓣置换术＋冠状动脉旁路移植术死亡率为 8.0%，主动脉瓣置换并发升主动脉瘤手术死亡率为 9.7%。

（二）长期存活率

长期跟踪显示同年龄段患者无论置换机械瓣或生物瓣，其 10 年生存率无明显差异。但随访 15 年后，由于生物瓣膜的结构退行性改变，机械瓣置换者生存率则相对较高。一个前瞻性研究显示生物瓣和机械瓣的置换者 15 年死亡率分别是 79% 与 66%。机械瓣置换患者出血并发症较多。值得一提的是较高的生物瓣膜结构损毁率可能是由于第一代生物瓣膜更易出现结构衰败所致。

一系列研究表明，主动脉瓣置换术后 5 年预期生存率为 80% ~85%，10 年生存率为 65% ~75%，15 年生存率为 45% ~55%。主动脉瓣置换术的结果与患者心功能状态、是否存在并发症及个体的年龄高度相关。与晚期死亡率相关的其他危险因素包括伴随肾脏疾患、女性、同期行其他心脏或血管手术和房颤。对机械瓣置换的研究显示通常有更好的远期生存率，但他们的患者在手术时往往更年轻。没有任何前瞻性的研究发现在同一时代心包瓣膜比猪瓣膜患者有更好的生存率。

（三）瓣膜相关死亡率

长期生存随访研究表明，瓣膜相关和非瓣膜相关的死亡率与其他原因引起的死亡率是不同的。胸外科医师协会（STS）和美国胸外科医师协会（AATS）联合提出一项标准方法来分析瓣膜置换和瓣膜修复术的相关并发症。这个标准定义的瓣膜相关死亡率包括以下致死原因：瓣膜结构衰败、非结构性瓣膜功能障碍、瓣膜血栓形成、栓塞、出血、术后瓣膜性心内膜炎、已行瓣膜手术患者再次手术相关的死亡。接受瓣膜手术的患者猝死也属于瓣膜相关死亡率。由于进行性心力衰竭而死亡和心脏瓣膜功能良好者则不包含在内。Hammermeister 等的研究表明，机械瓣置换者在 15 年内因瓣膜事件的死亡者占全部死亡者的 37%，生物瓣置换者则占 41%。非瓣膜相关的心脏死亡机械瓣和生物瓣分别占 17% 与 21%。目前暂无较有说服力的研究来比较心包瓣和猪瓣置换患者的远期结果。

（四）非致死性瓣膜相关事件

STS/AATS 关于瓣膜结构性和非结构性衰败、瓣膜血栓、栓塞事件、出血事件、瓣膜性心内膜炎等的总结报道做出了特别的指导性定义。现总结如下：

（1）结构性瓣膜衰败：任何导致手术瓣膜功能内源性异常改变、狭窄或关闭不全的情况，如瓣叶撕裂、缝线撕脱等。

（2）非结构性障碍：任何植入瓣膜出现异常造成狭窄或关闭不全的情况，而且造成上述情况的原因并非瓣膜本身的因素，如血管组织过度增生、尺寸不合适、瓣周漏等。

（3）瓣膜血栓形成：非感染情况下任何影响瓣膜功能的血栓。

（4）栓塞指的是麻醉完全清醒后即刻发生的栓塞事件。

其中脑栓塞事件可分为以下几类：

a. 一过性缺血发作：完全可逆的神经系统事件，持续时间小于 24/小时。

b. 可恢复性缺血性神经系统损害：完全可逆的神经系统事件，持续时间大于 24 小时而小于 3 周。

c. 脑卒中：永久的神经系统损害，持续时间长于 3 周或致死。

（5）出血事件：不管患者的抗凝状况如何，任何导致死亡、住院、永久损害或需要输血治疗的大量内出血或外出血，但不包括脑栓塞之后继发的脑出血。

（6）瓣膜性心内膜炎：任何感染累及已置换的瓣膜，任何瓣膜结构/非结构性功能障碍、血栓、栓塞事件伴有瓣膜性心内膜炎均可定义于该类。

（五）瓣膜结构衰败

目前有几组关于第一代、第二代支架生物瓣的大宗长期随访报道，由于所随访的患者人群及年代不同，所以没有直接的可比性。瓣膜结构衰败是主动脉瓣生物瓣置换最常见的非致死性瓣膜相关并发症。对目前可用的第二代带支架生物瓣（包括 Medtronic Hancock Ⅱ 猪瓣和 Carpentier - Edwards 牛心包瓣等）的长期随访显示 12 年内免于瓣膜结构衰败率高于 90%。然而，当随访超过 15 年，免于瓣膜结构衰败率迅速下降。并无明确证据显示第二代心包瓣和猪瓣在耐久性上有差异，因此对手术瓣膜的选择应基于术者的习惯、对瓣膜的熟悉程度及瓣膜的型号。虽然新的第三代瓣膜使用了可能带来更好耐久性的组织处理方式，但其仅有 5~6 年的随访结果，暂时与第二代生物瓣的结果相似。

对于较年轻的患者，特别是 40 岁以下者，容易更早出现瓣膜结构衰败。高龄患者由于放置瓣膜处的血流动力学应力减少，故瓣膜结构衰败较少出现。文献中报道的瓣膜结构衰败免除率可能被低估，因为大多数研究采用的是保险统计方法而不是实际的或累积发生率的方法。同时，保险统计的方法又高估了高龄患者的瓣膜结构衰败率，其原因是它把已死于其他疾病的患者仍然归入了可能发生瓣膜结构衰败的范畴。

因为生物瓣更易发生瓣膜结构功能障碍，所以较机械瓣有更高的再次手术率。根据大宗随访研究的结果，生物瓣置换患者 5 年免于再手术率大于 95%，10 年大于 90%，但到 15 年时低于 70%。

（六）理想的抗凝治疗

生物瓣置换患者一般不需要长期华法令抗凝治疗，除非患者有血栓栓塞的高危因素或之前发生过人工瓣膜相关性栓塞。带支架生物瓣置换患者血栓发生风险为 0.5%~1% 每年。应用无支架异种瓣、同种移植物或自体移植物，则栓塞率可能会更低。带支架的生物瓣在支架表面完全内皮化之前，存在较高诱发栓塞的风险。最近的 ACC/AHA 指南推荐将患者生物瓣置换术后前 3 月的华法令抗凝的 INR 控制在 2.0~3.0，且为 Ⅱ B 类推荐。如患者无血栓栓塞的高危因素，则在第 3 个月末终止华法令抗凝治疗。低危患者应继续单独口服小剂量阿司匹林治疗，因为和无抗血小板治疗相比，阿司匹林显著降低生物瓣置换低危患者的栓塞风险。高危患者需要终生阿司匹林联合华法令治疗，其生存率优于单用华法令抗凝治疗者。如果患者术前被发现有发生血栓的高危因素，就应该选用机械瓣，因为患者需要终生正规的华法令抗凝，除非危险因素可以纠正。生物瓣置换者接受阿司匹林治疗与机械瓣置换者接受正规的抗凝治疗相比，其血栓栓塞发生率几乎相同，而出血并发症更少。

（七）人工瓣膜血栓形成

主动脉瓣置换手术后，人工瓣膜血栓形成较为少见，但具有潜在的致命性后果，其发生率大约每年不到 0.2%，且多发于机械瓣。可以选用溶栓治疗，但往往缺乏显著疗效，对于左心系统发生的人工瓣膜血栓形成，患者有明显的心力衰竭（纽约心功能分级Ⅲ或Ⅳ级），考虑手术风险过大，我们推荐溶栓治疗。溶栓治疗后脑血栓栓塞或外周血栓栓塞的发生率为 12%。外科手术包括再次瓣膜置换和单纯血栓清除，两者死亡率相似，均为 10%~15%。患者栓子清除术后再次血栓形成概率约为 40%，所以我们建议尽可能地选择再次瓣膜置换术。

（八）人工瓣膜心内膜炎

人工瓣膜心内膜炎（PVE）根据发生时间分为两类：早期人工瓣膜心内膜炎（瓣膜植入术后 60 天以内）和晚期人工瓣膜心内膜炎（瓣膜植入术后 60 天以后发生）。早期人工瓣膜心内膜炎是围手术期人工瓣膜细菌种植的结果，既可以在瓣膜植入过程中发生，也可以术后来自切口或血管内置管的感染。此类感染的常见致病菌为：金黄色葡萄球菌、表皮葡萄球菌、革兰阴性细菌和真菌。尽管大部分晚期人工瓣膜心内膜炎由非心源性败血症所致，但是小部分第一年内发生的晚期人工瓣膜心内膜炎与围手术期感染了致病力较弱的病原体有关，尤其是表皮葡萄球菌。引起晚期人工瓣膜心内膜炎的病原菌包括链球菌、葡萄球菌属和其他自体瓣膜心内膜炎中常见的病原菌。所有不能解释的发热均应考虑到心内膜炎，并通过血培养、经食管超声和/或经胸超声仔细检查以明确诊断。经食管超声能提供更为详细的解剖信息，如是否有赘生物、脓肿和瘘的存在；经胸超声能提供瓣膜前部更好的影像。主动脉位置上发生人工瓣膜心内膜炎风险为 0.6%~0.9%。大宗资料报道 5 年人工瓣膜心内膜炎免除率大于 97%。与支架生物瓣相比，机械瓣置换者的人工瓣膜心内膜炎发生率稍高。然而，两者早期的心内膜炎发生率无明显的差别。无支架的异种猪瓣膜和同种瓣很少发生人工瓣膜性心内膜炎，因为他们无过多的有可能成为感染病灶的人工材料。这些瓣膜可在人工瓣膜心内膜炎患者再次换瓣时应用。

人工瓣膜心内膜炎患者预后较差。总计 40% 的人工瓣膜性心内膜炎患者发生侵袭性瓣周感染，早期人工瓣膜心内膜炎死亡率为 30%~80%，晚期人工瓣膜心内膜炎死亡率为 20%~40%。人工瓣膜心内膜炎的外科手术指征包括早期人工瓣膜心内膜炎；伴随心力衰竭或瓣膜功能不良、瓣周漏或部分撕裂；出现新的传导阻滞、脓肿、血管瘤或瘘；经 5 天大剂量合适的抗生素治疗且无其他感染来源的持续性败血症；大于 10mm 的赘生物出现；多发的体循环栓塞。尤其需要注意的是，所有的真菌、大部分毒性强的金黄色葡萄球菌、粘质沙雷氏菌、假单胞菌感染患者需要手术治疗，因为这些微生物极具侵袭力且抗生素治疗往往无效。

（九）瓣周漏和溶血

除非有感染性心内膜炎，当带垫片缝线常规应用时很少发生瓣周漏。手术操作不妥可能导致缝线之间有较大的间隙，使一部分瓣膜不能很好的贴附于瓣环。如果瓣周漏引起明显的溶血，应用带垫片缝线间断缝合修补。周围组织的过度增生和人工瓣膜结构衰败均会影响瓣膜的正常启闭，还会导致严重的溶血，须再次手术治疗。轻度溶血可以采取富含铁、叶酸的饮食供给予以保守治疗，并常规检测血红蛋白、血浆结合珠蛋白和乳酸脱氢酶。

七、血流动力学表现和心室重塑

（一）左心室质量恢复

主动脉瓣疾病引起的压力和容量超负荷引起了左室腔内压升高和代偿性的左室肥厚。严重的主动脉瓣狭窄，向心性肥厚使得在病程晚期前即使心腔扩大也不会出现舒张末期容积增加，避免了室壁厚度与心腔横径比值的失衡。另一方面，严重主动脉瓣关闭不全导致容量超负荷引起左室舒张末容积增加和离心性肥厚，而使得室壁厚度与心腔横径比值不会有很大改变。两种病理状态均导致了左室质量增加，而这对预后有严重的不良影响。主动脉瓣置换术的最终目标是缓解左室的压力和容量负荷，从而实现心肌重塑和左心室质量恢复。

尽管左心室质量恢复作为主动脉瓣手术结果的评估手段已被广为接受，但是它对临床的影响尚不清楚。接受药物治疗的高血压患者，左室质量减少患者比没有变化或增加的患者有更少的心脏事件发生率。单纯的主动脉瓣狭窄患者行主动脉瓣置换术后，左室质量通常在前 18 个月回归到正常范围。这一过程也可以持续到瓣膜置换术后 5 年。但是也有一些患者左心室质量恢复不良。主动脉瓣置换术后左室质量恢复程度对判断预后的影响尚未证实，但是有理由认为左室质量恢复不良与临床预后差相关。有几个作者定义了一种情形，即患者 - 人工瓣膜不匹配，在这种状态下人工瓣膜血流动力学表现较差并导致了左室肥厚恢复不佳和不良的临床结局。

（二）患者 - 人工瓣膜不匹配

1. 定义　患者 - 人工瓣膜不匹配（Prothesis - Patient Mismatch，PPM）这一术语已被应用于多种不同的临床情况。下列情况均属"不匹配"范畴：绝对小尺寸的瓣膜（如 <21mm）、小尺寸瓣膜配大体表面积患者、植入瓣膜后出现过高的跨瓣压差、活动后跨瓣压差增加或有效瓣口面积指数（indexed effective orificearea，IEOA）偏低等。Rahimtoola 将患者 - 人工瓣膜不匹配定义为人工瓣膜的瓣口面积小于患者正常的瓣口面积，他进一步描述了一种临床情况，由于人工瓣膜的梗阻，患者的症状没有缓解或进一步加重，这导致了残留的狭窄从而导致跨瓣压差增加。与自体瓣膜相比，所有的人工瓣膜均有不同程度的狭窄，僵硬的缝合环、生物瓣瓣叶交界处的支架对流出道的阻塞，均可导致残留的跨瓣压差，尽管此时人工瓣膜功能正常。如同我们在主动脉瓣狭窄患者中所观察到的，瓣环纤维化、瓣环钙化和左心室肥厚等病变使瓣环本身收缩，导致只能植入一个较小的人工瓣膜，进一步加重了患者 - 人工瓣膜不匹配。我们常用有效瓣口面积和几何瓣口面积这两个术语来描述人工瓣膜的大小。

2. 有效瓣口面积　患者 - 人工瓣膜不匹配最常用的定义的是有效瓣口面积指数（IEOA）偏低。它是用经超声心动图测定得到的有效瓣口面积（EOA）后，再除以体表面积。有效瓣口面积指数由以下公式计算得出：

$$EOA = (CAS_{LOVT} \times TVI_{LOVT}) / TVI_{AO}$$

EOA 指的是有效瓣口面积（cm^2），CSA_{LVOT} 是左心室流出道横断面积（LOVT；cm^2），TVI_{LOVT} 是左心室前向血流整体速度时间，可由脉搏波多普勒检测获得，TVI_{AO} 是主动脉前向血流整体速度时间，由软件计算跨瓣连续波幅多普勒获得。

有些作者认为患者 - 人工瓣膜不匹配发生在 IEOA 小于 $0.85cm^2/m^2$ 时，Dumesnil 和 piloarot 重新定义的患者 - 人工瓣膜不匹配为这样一种状况：由于人工瓣膜的有效瓣膜面积相比于患者的体表面积过小，而导致了术后跨瓣压差异常升高。他们认为当 IEOA 低于 $0.85cm^2/m^2$ 时，跨瓣压差会明显升高，这就增加了左心室做功，阻碍了左心室肥厚的恢复。

EOA 是对跨瓣膜血流最小横截面积的功能性估计，由以下因素而定：①人工瓣膜的几何瓣口面积；②左室流出道和升主动脉的形状和大小；③血压；④心输出量。当升主动脉的直径是 4cm 时，多普勒得出的 EOA 与导管得出的 EOA（由 Gorlin 的公式导出）相关性最好，但是患者主动脉直径较小时，EOA 会被低估。对于每一位患者，只有当瓣膜植入体内，才能较准确地得到 EOA。在低 IEOA 的临床结果评价研究中，使用的是从既往对照研究中得到 EOA 数据，而不是术后真实测量的 EOA。除此之外，这些 EOA 数据来源于当年不同公司不同型号小样本量的瓣膜数据，而各研究之间差异明显。EOA 与术后压差有关，毫无疑问它们之间有某种数学上的联系。根据 Bernoulli 公式，超声心动图的平均和峰值跨瓣压差如下：

峰值跨瓣压差（mmHg）$= 4 \times (V_{AVmax}^2 - V_{LVOTmax}^2)$

平均跨瓣压差（mmHg）$= 4 \times (V_{AVmean}^2 - V_{LVOTmean}^2)$

3. 几何瓣口面积　与有效瓣口面积不同，瓣膜的几何瓣口面积（GOA，也被称为体内几何面积）是瓣膜打开时最大的横截面积，在相同厂商的相同型号无差别。任何人工瓣膜的 GOA 是取自厂商说明书或测瓣器的静止测量。

4. 临床意义　患者 - 人工瓣膜不匹配是否有意义仍旧充满争议，一些研究发现小 IEOA 的患者近期和远期临床预后较差。Pibarot 和 Dumesnil。研究了 1 266 名主动脉瓣置换术患者，发现 38% 的患者存在中度（IEOA < 0.85cm^2/m^2）或重度（IEOA < 0.65cm^2/m^2）的患者 - 人工瓣膜不匹配。多因素分析显示中或重度患者 - 人工瓣膜不匹配各自会增加 2 倍和 11 倍的围手术期死亡率。通过对两家大的中心的 2 154 名主动脉瓣置换术患者的回顾性分析发现，有或没有患者 - 人工瓣膜不匹配有相似的总体死亡率，但是在 10 年时，患者 - 人工瓣膜不匹配的患者有更高的瓣膜相关的死亡率。一个单中心的对 1 563 名主动脉瓣机械或生物瓣置换患者的分析发现，IEOA 小于 0.8cm^2/m^2 的患者在 4.3 年的中期随访时，普遍出现心力衰竭症状的增加，但是死亡率没有增加。Ruel 等的研究发现存在患者 - 人工瓣膜不匹配和左室功能不全的患者，整体的存活率和左室质量恢复程度比仅有左室功能不全的患者低。在一项入选 1 400 例患者的研究中，患者 - 人工瓣膜不匹配影响年龄小于 60 岁患者的远期生存率，但是对于年龄大于 60 岁的患者无影响。

另一些研究也提供了患者 - 人工瓣膜不匹配并不会影响临床预后的证据。Medalion 等研究了 892 例主动脉瓣置换患者，证实尽管 25% 的患者接受了内部瓣口面积指数比预测值小两个标准差的人工瓣膜，所有患者的 15 年存活率并无明显差异。Hanayama 等报道了 1 129 位主动脉瓣置换术后存在患者 - 人工瓣膜不匹配的患者，10 年时压差正常和不正常的患者，左室质量指数和存活率没有明显的差异。他们对患者 - 人工瓣膜不匹配的定义为：①有效瓣口面积指数小于研究人群正常值的 90%（0.6cm^2/m^2）；②跨瓣压差大于研究人群的正常值的 90%（峰值压差是 38mmHg，平均压差为 21mmHg）。瓣膜大小是导致术后压差增加的唯一因素。

Blackstone 等实施了患者 - 人工瓣膜不匹配影响近、远期临床结果的规模最大、数据最健全的研究。在多中心入选超过 13 000 个主动脉瓣置换患者的研究中，几何瓣口面积指数最低的 10% 的患者，其围手术期死亡率（术后 30 天）会增加 1% ~ 2%，但对中期和远期的生存率没有影响（图 5 - 15）。研究中的重要发现是，几何瓣口面积指数最低的 10% 的患者中几乎没有使用支架生物瓣，这些人中绝大多数接受了机械瓣植入。在对同一组患者的后续随访的研究中，对 1 108 名主动脉瓣置换术患者平均随访 8.3 个月，发现几何瓣口面积指数与 Duke 活动状态指数（DASI）无关。

5. 小主动脉根部　许多外科医生对小主动脉根部的患者的预后表示了担忧，这些患者仅能植入直径 ≤19mm 的瓣膜。然而，一些研究显示这些主动脉瓣尺寸较小的患者在左室质量恢复程度、NYHA 心功能分级、心力衰竭和生存率等方面没有差别。Khan 等研究了 19mm ~ 23mm 的 Carpentier - 爱德华牛心包瓣，发现每一个尺寸的瓣膜植入后都会使患者左室质量显著恢复，包括 19mm 的瓣膜。DePaulis 等的研究显示，置换 19mm 和 21mm 的机械瓣患者和接受 23mm 和 25mm 的患者在左室质量恢复程度上没有区别。Kratz 等也报道了置换小尺寸的瓣膜并不是患者心力衰竭和晚期死亡的危险预测因素。

6. 研究数据总结　虽然关于患者 - 人工瓣膜不匹配临床意义的文献仍然有分歧，有些学者支持使用机械瓣膜。他们推测当在冠脉下方的位置行机械瓣置换或行整体主动脉根部置换时，会比使用带支架生物瓣、主动脉根部扩大和无支架生物瓣有更少的阻塞。然而，机械瓣相比生物瓣是否能减轻患者 - 人工瓣膜不匹配仍存在疑问，事实上，机械瓣可能会导致更严重的患者 - 人工瓣膜不匹配。主动脉根部扩大术要求外科医师有非常丰富的主动脉根部手术的经验，即使是在非常有经验的心脏外科中心也会导致更多的死亡率和手术并发症的发生。

在冠脉下方位置植入无支架生物瓣也许是一种选择，但这需要更多的手术技巧和更长的阻断时间。Rao 等比较了同直径的带支架的 Carpentier 爱德华牛心包瓣和多伦多无支架生物瓣的血流动力学特征，发现其平均跨瓣压差和峰值跨瓣压差无差别。

并不建议仅为了减少了患者 - 人工瓣膜不匹配的潜在长期影响，而对没有升主动脉病理改变患者行主动脉根部替换术，因为它会增高患者的手术风险。

当术中遇到可能出现的患者 - 人工瓣膜不匹配，决定实施一个更复杂、高危的手术前必须权衡其风险与植入一个更大瓣膜的获益。一些研究指出较低的有效瓣口面积指数的患者，运动后跨瓣压差常会有显著增加。虽然大多数做过主动脉瓣置换术的患者，因年龄过大或其他限制可能不会经历这种情况，然而对于一些年轻的、活动量大的患者，选择主动脉根部扩大或无支架瓣膜植入可能会提供更低的跨瓣压差从而提高患者的生活质量。在罕见的情况下，预测极端的不匹配（即 IEOA < 0.6cm²/m²），有经验的外科医生可以选择行主动脉根部扩大。除上述情形外，考虑到缺乏长期的数据支持以及已经证明的更复杂的操作带来的风险增高，使用常规瓣膜行主动脉瓣置换术是更可取的。

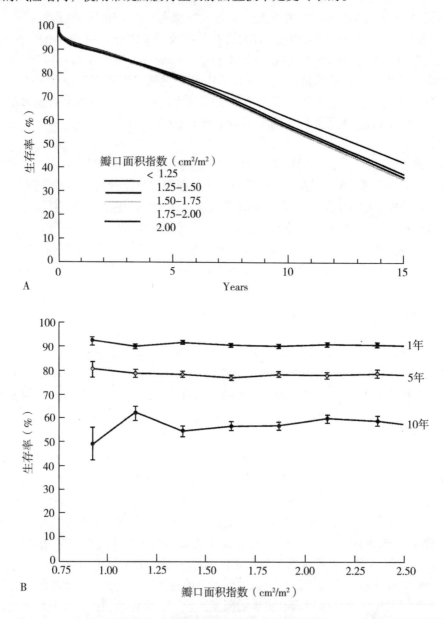

图 5-15　A. 瓣口面积指数对未调整危险因素的生存率的影响；B. 按瓣口面积指数分层的时间相关生存率曲线，是根据瓣口面积指数分组的各组 1 年、5 年和 10 年的 Kaplan-Meier 估计生存率

八、人工瓣膜的选择

　　一个理想的主动脉瓣人工瓣膜应具有以下特点：方便植入、来源广泛、耐久性好、无固有的血栓源性、不易发生心内膜炎、无残余的跨瓣压差。目前尚无这样的理想瓣膜问世。当前可用的人工瓣主要有：机械瓣、带支架异种生物瓣、无支架异种生物瓣、同种瓣和自体肺动脉瓣。在这些瓣膜当中，同种瓣和自体肺动脉瓣是最符合生理的人工瓣膜，它们不易发生血栓或心内膜炎，而且有良好的血流动力学特性。瓣的耐久性受患者因素、瓣膜的制备和外科手术技术的影响。尽管上述瓣有许多优点，但这两种

瓣膜来源有限，与标准的机械瓣和带支架生物瓣相比，在植入的外科技巧上有较高的要求。对活动性心内膜炎患者，使用同种瓣可以提高主动脉瓣置换术的结果。因为这些瓣膜的应用仍局限于少数几个大的外科中心，所以我们只集中讨论机械瓣与生物瓣的选择。

（一）机械瓣和生物瓣

无论医生还是患者，对于机械瓣和生物瓣选择均应该权衡利弊。机械瓣耐久性较好，且较生物瓣因瓣膜衰坏的再次手术率低。机械瓣比生物瓣血栓源性高，且需要口服华法林行正规抗凝，而这会显著增加出血并发症的风险。行充分的抗凝的机械瓣置换患者并不比生物瓣置换患者有更高的血栓栓塞事件风险，两者在免于细菌性心内膜炎方面没有差异。就整体生存率而言，20世纪70年代的两个关于主动脉瓣机械瓣和生物瓣置换的随机对照研究表明，两者12年的生存率相同。长期随访超过15年时，在再次手术率和结构衰败的风险方面，机械瓣优于生物瓣。然而，第一代人工瓣较新一代的瓣膜有更高的瓣膜结构衰败率。

1. 特殊患者的瓣膜选择　当患者本来就需要长期抗凝治疗（如心房颤动、既往血栓栓塞史、高凝状态、严重的左心功能不全、已有机械瓣植入或心内血栓形成）时，无论年龄大小，应该植入机械瓣。

当患者有华法林抗凝禁忌时，如育龄期妇女有生育要求，或患者有其他出血疾病，或拒绝接受抗凝治疗时需要植入生物瓣。为育龄妇女植入机械瓣，在孕期使用低分子肝素抗凝也是一种选择。

之前认为晚期肾功能不全患者有很高的早期生物瓣衰败风险，不推荐置换生物瓣。但这类患者的抗凝并发症发生率似乎也很高，所以，目前ACC/AHA指南不再推荐这类患者常规置换机械瓣。

将来可能影响患者选择瓣膜的因素包括：影响华法林在人体功能的CYP2C9、VKORC1基因变异的检测，家用INR监测仪的使用和非华法林口服抗凝药的应用。在手术室，应和所有的患者及家属对瓣膜选择可能导致的风险与获益进行详细和全面的讨论。

2. 年龄因素　当前常用的生物瓣如美敦力Hancock II猪瓣和Carpentier-Edwards牛心包瓣膜，随访12年，90%以上的患者不会发生结构性的瓣膜功能障碍，90%以上的免于再次手术。65~70岁以上的患者生物瓣结构衰败率低，所以，年龄大于65岁的患者应该置换生物瓣。年龄小于60岁的患者应该换机械瓣，以降低年逾八旬时因结构衰败而需再次置换主动脉瓣的风险。年龄介于60~65岁的患者，人工瓣膜选择上仍存在争议。并发其他疾病如严重的冠心病患者，预期寿命不可能超过生物瓣寿命，应该选择生物瓣。受生物瓣耐久性的提高和再手术风险降低的影响，一个最新的关于50~70岁患者行主动脉瓣置换术的回顾性研究显示，生物瓣与机械瓣相比有较差的10年生存率（50%比65%）和再手术免除率（91%比98%）。另一方面，Ruel等对年龄小于60岁的主动脉瓣置换患者行长于20年的随访，置换生物瓣与机械瓣在整体生存率上无明显差别。虽然高龄在现在已经不是手术禁忌，但是高龄和伴随疾病使患者因手术风险过高而不适宜行经典的瓣膜置换术。对于这类患者，选择随后将要讨论的经皮主动脉瓣置换术可能是替代保守药物治疗、球囊主动脉瓣成形术的良好选择。

（二）带支架生物瓣与无支架生物瓣

通过1988年在多伦多总医院David的前期工作，无支架猪瓣在心脏外科获得了普遍的认同和应用。由于这种瓣膜没有阻碍性的支架和支架柱，因此其残余跨瓣压差与同种瓣接近。然而，因为其植入操作较困难，所以需要复杂的手术操作和更长的主动脉阻断时间。Cohen对置换Carpentier-Edwards牛心包瓣和多伦多无支架猪瓣患者对照研究发现，术后1年时两者主动脉根部大小、IEOA、左室质量恢复程度和功能无明显差别。该结果对无支架生物瓣提高IEOA或使患者血流动力学及临床结果显著获益的观念是种挑战。在一个比较St. Jude多伦多无支架猪瓣和Carpentier-Ed-wards牛心包瓣的随机对照研究中，Chambers等发现两组间IEOA、左室质量恢复程度和死亡率无差异。Arenaza等在一项多中心随机试验中，比较了Medtronic Freestyle瓣膜和Medtronic Mosaic瓣膜，在1年时发现无支架组有更高的IEOA，但是在左室质量恢复及临床结果上两者没有差别。

但是，Walther等进行了一项小的随机试验，比较带支架猪瓣膜和无支架猪瓣膜对左室质量恢复的影响。发现无支架瓣膜组在同样的瓣环大小下可以植入更大的瓣膜，并具有更好的左室质量恢复程度。

Borger 等发现与支架瓣膜相比无支架瓣膜具有更低平均跨瓣压差和左室质量指数，但在生存率方面无显著差异。

由上述材料可以看到，关于无支架瓣膜与带支架生物瓣在左室质量回归和临床结果的影响上，存在有相悖的证据。有少量的证据表明左室质量恢复程度增加能提供额外的临床获益。基于目前的循证医学证据，大多数小主动脉根部患者不推荐常规使用无支架生物瓣。鉴于此，无支架猪瓣膜对于相对年轻的小主动脉根部患者更为适用，因为小的带支架生物瓣会带来升高的残余压差从而限制他们的活动量。

九、经皮瓣介入治疗

（一）经皮主动脉瓣球囊成形术

作为主动脉瓣狭窄的外科治疗的另一选择，经皮主动脉瓣球囊成形术是通过股动脉穿刺来处理主动脉瓣狭窄的。球囊在瓣膜口水平扩张可以扩开瓣环组织和易碎的钙化区域，并打开粘连的交界。此项技术对重度主动脉瓣关闭不全的患者并不适用，因为在手术后将会变的更糟。如果患者主动脉瓣钙化严重，球囊成形很难成功，而且会导致钙化栓子脱落，增加中风的风险。成年患者行该手术的长期随访结果较差，1 年内的再狭窄发生率较高。对于症状明显的主动脉瓣狭窄患者，其血流动力学不稳定难以耐受手术，或者伴有晚期恶性肿瘤等疾病而存在手术禁忌，可能从经皮球囊成形术中获益。最近，新的技术进步已可以实现经股动脉或经心尖用导管植入人工瓣膜。

（二）经导管主动脉瓣置换术

虽然外科主动脉瓣置换术是主动脉瓣狭窄的明确治疗手段，但是总计有1/3 的患者因高龄、心力衰竭或其他禁忌证不能接受手术。2002 年实施了世界上第一例经导管瓣膜植入术。经导管心脏瓣膜手术目前已投入临床应用，而且已证实能改善高危、高龄及无法手术患者症状并提高其生存率。Webb 等报道了一组病例，前一半入选患者的围手术期死亡率为14.3%，后一半降至8.3%，经股动脉和经心尖两种手术路径随访1 年的生存率为74%。

目前，虽然有各式各样的处于不同开发与评估阶段经皮置入瓣膜存在，Edwards Sapien 瓣和 Core 瓣这两种瓣膜系统仍是最常见的研究对象。每个瓣膜系统均包括：人工瓣膜、框架或支架、导入系统和输送系统。Edwards Lifescience – Sapienthy 包含一个可扩张的瓣膜球囊支架及植入其中的牛心包瓣，而 Core 瓣（美敦力公司）则由自扩张的支架及其内的猪心包瓣组成。

经皮主动脉瓣置换是经动脉或经心尖逆行方式完成。经皮股动脉穿刺逆行法包括股动脉进入，主动脉瓣逆行置管，球囊扩张和人工瓣膜释放。而经心尖瓣膜置入法包括小的胸部切口，左室心尖直接插管，经超声透视引导下经导线置入瓣膜。两种方法均需要快速的心室起搏以确保在调整瓣膜时无心脏射血。

（杨俊蕾）

第九节　无支架主动脉瓣置换术

一、同种异体瓣膜

（一）瓣膜获取及保存

同种异体瓣膜可以来自于不适合移植心脏供体，但多数瓣膜组织都已停跳的心脏，这一点在公众以及医疗行业内都没有得到充分的认识和达成共识。目前，地区级的移植中心不但负责实体器官的获取，还参与人体各种组织的获取。供者的心脏保存在无菌低温的容器内，送至专门的心脏移植物接收中心。在那里，会对心脏供者的病史进行详细审阅，同时对其进行血清学的检测以排除传染性疾病。心脏的瓣膜及其大血管将在无菌状态下分离，并对其进行检查和测量，观察其是否有缺陷；没有缺陷的瓣膜经培养后，会保存在加入二甲基亚枫（防止细胞在冻存过程中破裂）的抗生素溶液中，层层封装后，进行严格的温控冷冻。最后，将瓣膜保存于液氮中（约 $-195℃$ ）备用。

（二）同种异体移植物的细胞学及免疫学特点

人体中正常的瓣膜由多种活细胞成分构成，包括内皮细胞，纤维母细胞和平滑肌细胞，这些细胞成分与复杂的细胞外基质交织在一起。体内的调节系统会时刻对瓣膜的细胞和基质成分进行重塑，使其能够保存最佳的结构和功能。因此，要保持瓣膜的良好结构和功能，就需要维持瓣膜内多种细胞成分的活性。由于放射法和化学法处理的瓣膜会引发移植物的早期功能衰退，因此这两种方法很快就被废弃了。使用 $4℃$ 低温和抗生素无菌保存瓣膜也仅能在数天内维持细胞的活性。而经低温冷冻法保存的瓣膜在植入后仍可观察到其纤维母细胞的活性，因此该方法已成为目前保存瓣膜的金标准。尽管纤维母细胞的免疫原性较低，其他的细胞成分在冻存过程中又无法存活，但仍有 $60\% \sim 80\%$ 的瓣膜受者存在 PRA 抗体以及抗供者特异性的 HLA－Ⅰ类、Ⅱ类分子的抗体。因此，提高瓣膜内的细胞活性也成了一把双刃剑，它虽有利于维系瓣膜的功能，却也会因此引发机体的免疫反应而带来不良后果。动物实验已经证实，使用免疫抑制剂或者 T 细胞缺陷的大鼠，可以预防或阻断植入瓣膜发生功能衰退，从而提出免疫系统的确是影响替代瓣膜预后的调节机制之一。然而，临床上行同种异体瓣膜移植手术的患者并不适宜接受免疫抑制剂的治疗。

组织工程学的发展为我们引入了去细胞化的概念，即裂解细胞成分，"洗去"具有免疫原性的蛋白质，只保留基质成分以及完整的结构框架。在羊的动物模型中已经证实，去细胞化的植入瓣膜能长期维持机械功能和结构的完整性。同时，受者循环中的干细胞能在去除了细胞成分的瓣膜基质中聚集并定植扩增，并且分化为不同的细胞系，以利于瓣膜基质成分的再生和维系。在人体中植入同种异体来源的去细胞化瓣膜，初期的随访结果显示植入瓣膜的结构良好，受者仅有低速且稳定的少量反流，与植入常规的低温冷冻瓣膜没有明显差异。Ross 手术中同种异体来源的肺动脉瓣也可以采用上述方法进行处理。同时，已有文献报道 Ross 手术伴右室流出道重建中使用去细胞化异种瓣膜成功的案例。不过，受者自体细胞是否能够在去细胞化的替代瓣膜中长期定植生长，还需进一步的研究来证实。

虽然历经数十年的不懈研究，在同种异体瓣膜移植术中仍有许多问题尚无定论，如免疫系统在调节植入瓣膜的预后方面到底起到了多大的作用，瓣膜的最佳保存方法，以及获取瓣膜时的热缺血时间对瓣膜最终变性坏死的影响等。更重要的是，瓣膜内的细胞活性虽有利于维系瓣膜的结构完整，却会增加免疫反应的风险，这把双刃剑所带来的利与弊，目前仍不清楚。

表 5－1　主动脉瓣置换术中机械瓣膜与生物瓣膜的特点

	机械瓣膜	带支架的生物瓣膜	无支架生物瓣膜	同种异体瓣膜	自体瓣膜
优点	使用耐久 植入简单 良好的 EQAI	植入简单 无需抗凝	EQAI 高于带支架生物瓣膜 可同时行主动脉根部置换	良好的 EQAI 并发心内膜炎时有充分的生物组织可供使用	良好的 EQAI 瓣膜来自活体使用耐久性好
缺点	需使用抗凝剂 有可能发生血栓及出血 噪音	使用耐久性差 瓣膜面积较小时 EQAI 较低	使用耐久性差 操作较复杂 二次手术困难	操作复杂 瓣膜来源有限 使用耐久性差	操作复杂双瓣膜或根部置换远期预后较差

（三）同种异体主动脉瓣移植的适应证

同种异体瓣膜行主动脉瓣置换术（aortic valve replacement，ACR）有如下几项优势：良好的血流动力学指标（跨瓣压差低，左室心肌质量恢复快），患者无须使用系统性抗凝药物而发生血栓的风险较低，瓣膜发生感染的风险较低等。然而，植入瓣膜随着时间的推移往往会发生结构退变，并且其发生比例与瓣膜受者的年龄呈反比。供者的年龄偏大也是增加瓣膜退变的一个可能因素。更重要的是，同种异体瓣膜的来源仍然十分有限，尤其是体积较大的瓣膜。

使用同种异体瓣膜最佳的适应证是感染性心内膜炎累及主动脉瓣并处于活动期的患者，尤其是并发主动脉根部脓肿、瘘管形成或替代瓣膜发生感染者。在上述情况下行主动脉瓣置换术是颇有困难的，而采用同种异体来源的瓣膜，由于其顺应性良好，冠状动脉再植术易行，主动脉瓣上附带的二尖瓣前叶可供术者使用，同时还有充足的生物组织可供主动脉根部重建以减少持续性感染发生的风险，这些特点都使其成为术者的最佳选择。同时，同种异体瓣膜植入后早期发生心内膜炎的风险也显著低于其他瓣膜。

主动脉根部较小的老年患者（＞60岁）也是使用同种异体瓣膜较为理想的人群。使用该种瓣膜可获得良好的血流动力学，可以缓解流出道的阻塞，提高活动耐量。另外，同种异体来源的瓣膜发生血栓并发症的风险很低，在某些年轻且由于某些原因无法使用抗凝药物的患者，需行复杂的主动脉瓣或主动脉根部置换手术时，也可以选用同种异体来源的瓣膜。不过，最近的一项前瞻性随机临床试验结果显示，同种异体瓣膜的大部分优势，都与使用无支架猪主动脉瓣行根部置换相当，而后者的钙化速率和瓣膜失功的发生比例显著降低。

（四）术前评估

术前的经胸超声心动图检查对于评估主动脉瓣功能以及解剖结构都是非常有效的。超声可以准确测量左室流出道大小、主动脉瓣瓣环直径并准确预测手术所需瓣膜的大小。

计算机断层扫描血管造影（CTA）或心脏磁共振成像（CMR）对于评估患者是否宜行同种异体瓣膜移植也是十分有益的，尤其是对于并发主动脉根部脓肿的患者。术前行冠状动脉造影术应严格遵循适应证，在主动脉瓣叶上有活动赘生物的患者行该项检查是有风险的。为了评估再次手术患者胸骨后解剖细节、了解升主动脉增宽程度、主动脉弓钙化情况或动脉瘤时，应当考虑使用胸部 CT 或者增强 CT 检查。严重的冠状动脉窦部钙化会给冠状动脉开口的"纽扣"式吻合带来很多麻烦。

经食管超声经常会用来明确诊断主动脉根部脓肿，但主要的用途还是配合术中确保主动脉瓣和二尖瓣置入后正确的解剖位置，并评估瓣膜、心室功能。

（五）手术技术

应当配备包括经食管超声在内的常规监测设备。抗纤溶酶聚合物也是有益的。常规正中开胸显露心脏有利于建立良好的手术视野，顺利建立体外循环并给予充分的心肌保护。主动脉远端行主动脉插管，二阶梯静脉插管引流建立体外循环。

除非需要深低温停循环，否则可以将体外循环最低温度设定为 32℃，使用标准的隔热垫或者直接监测室间隔温度维持心脏温度在 10～15℃时即可。可以使用正向或者逆向心肌灌注确保充分的心肌保护，通过切开的主动脉开口观察两个冠状动脉窦部回血确保逆灌充分。

主动脉瓣交界处上方 1.5～2cm 处横切口通常选择切除病变的瓣膜，使用圆形测瓣器测量瓣环内径。同时为配合冠状动脉下手术操作应当评估窦管结合部情况。同种瓣应做适当修剪，一般来说，为了确保安全的置入缝合，至少应保留距离供体瓣环最低点 2～3mm 的组织，行根部替换时需要预留更多。

（六）同种异体瓣膜置换技术

1. 冠状动脉下植入技术 冠状动脉下植入技术需要在自体瓣环内双层缝合。供体瓣环同自体瓣环按瓣交界和冠状动脉开口行解剖对齐，供体瓣膜的近心端需要同自体瓣环在冠状动脉窦部最低水平面上行环形缝合，在近室间隔膜部时可轻度向上移行以避免损伤传导束。可使用间断或连续缝合。

将供体缝合缘的最高点固定到自体主动脉壁上。从左冠窦和右冠窦瓣膜附着最高点上 5mm 至瓣叶基底部 3mm 对主动脉窦行扇贝样切除。可以切除或者完整保留无冠窦。用 4-0 或 5-0 聚乙烯线从冠状动脉开口对应的供体瓣缘最低点起针，沿各自对应的扇贝型游离缘向上连续缝合。在无冠窦的位置上，将修剪后的供体无冠窦上缘缝合至主动脉切口顶部。再用 4-0 聚乙烯线缝合主动脉切口，将供体无冠窦上缘及自体主动脉壁贯穿缝合固定。

升主动脉排气，撤除阻断钳。此时，经食管超声能够有效地评估瓣膜反流情况。如有必要，应尽快除颤和使用起搏器，避免左心室过度充盈，张力过高。

由于交界处轻微的对合或者位置不好都会导致主动脉瓣关闭不全，冠状动脉下植入技术同其他同种带瓣管道植入技术相比要求更高，而远期生存率也较差。冠状动脉下植入技术对于对称的小主动脉根部及窦管交界的患者是一个好的选择，而对那些扩张、不对称以及病变严重的主动脉根部病变的患者应当慎用。

2. 柱状包埋式的主动脉根部置换手术　柱状包埋式的主动脉根部置换术改良自冠状动脉下植入技术，其目的是为了避免供体瓣膜在受体主动脉瓣根部出现的几何形变。近心端一层的缝合同冠状动脉下植入技术类似，但是供体的冠状窦完整保留。在供体左、右冠状窦同受体冠状动脉开口对应的位置上打孔，并将供体窦部孔的边缘包绕缝合至受体冠状动脉开口以保证冠脉血流通畅。在确保冠状动脉通畅后，将供体瓣膜上缘缝合至受体主动脉壁，并在缝合主动脉切口的同时贯穿缝合自体主动脉壁与受体瓣膜上缘。这项技术难度大，较少用到。

（七）主动脉根部置换手术

主动脉根部替换手术能够应对更多的主动脉瓣根部病变，尤其是小瓣环和感染性心内膜炎的病变。能够耐受更大的供体 - 受体主动脉根部尺寸差异，这也使得在解冻供体瓣时花费更少的主动脉阻断时间。像 Northrup 描述的那样，明显扩张的瓣环需要进行环缩处理。

在主动脉瓣上方升主动脉行横切口显露。切除病变瓣膜并清理瓣环。横断主动脉并以纽扣方式游离冠状动脉开口。为避免损伤冠状动脉开口，游离冠脉开口之后应避免顺行灌注停跳液。

同种移植瓣的根部通常根据解剖对位的原则置入，便于两个根部的匹配。间断或连续缝合技术均可用于近心端缝合。间断缝合能够确保缝合的准确性以及缝合的深度，更加适用于复杂的二次手术，尤其是人工瓣膜植入后并发感染性心内膜炎的情况。也可以用自体心包或者牛心包来加固缝合。可以使用 3 - 0 或 4 - 0 的聚丙烯缝合线小心翼翼的完成缝合。同种带瓣管道应当随着缝线的拉紧而缓慢置入。

一般情况下可以使用 4 - 0 的聚丙烯缝线从左、右冠瓣交界处起针，完成连续缝合，这样会更快捷。将自体根部和同种植入根部的纤维三角和交界处作为解剖对位标志完成缝合能够很好地完成缝合。最初的缝线应当使用神经勾缓慢拉紧，最后打紧线结。

在同种根部完成对应的切除后，用 5 - 0 或者 6 - 0 的聚丙烯缝合线将纽扣样游离的自体冠状动脉开口与同种植入根部完成"纽扣样"吻合。将同种植入物根部的远端与自体升主动脉修剪匹配后用 4 - 0 聚丙烯缝合线连续缝合，并使用心包片加固缝合。通过自体升主动脉前壁完成排气，在撤离阻断钳的同时注意减低灌注流量。

为了减少出血，应当控制体循环血压，避免重建的根部遭过度牵拉。必要时可以使用局部止血装置或者生物胶，除非患者存在凝血功能障碍，不建议常规输血和使用血液制品。

（八）术后评估

经食管超声能够准确的评估左室功能、节段性室壁运动异常以及瓣膜功能。在适当的负荷下，中度到重度的主动脉瓣狭窄需要对同种移植物进行检查与调整。一般情况下，轻度的主动脉瓣狭窄是可以耐受的，不需再做调整。

（九）术后管理

严格控制血压，即使轻度的血压升高，也可能导致主动脉关键缝合处破裂，由于凝血机制障碍导致的出血，应当根据实验室检查结果针对性地用药处理。

主动脉瓣狭窄会导致左心室肥厚僵硬，术后应给予充分的容量灌注，同时有血管扩张的患者常常需要肾上腺素治疗。应积极治疗房性心律失常。主动脉瓣狭窄和心脏舒张功能不全的老年患者，尤其是女性老年患者，术后房颤会明显增加死亡率和并发症的发生率。由于房颤时左心房泵血功能不足而容量负荷增加，常常会导致肺淤血，常需再次气管插管，并且带管时间延长，造成心排量减少和肾功能受损。对于这些患者应尽早使用电复律并给予负荷量的胺碘酮治疗。术前给予患者负荷量的胺碘酮治疗，可减少心律失常以及由此引起的并发症。

心房心室顺序起搏器应当适时安装。以下几种情况需要安置永久起搏器：心外膜起搏功能不良，术前即有传导阻滞或术后 1 周基础心率仍无法恢复者。

术中应用经升主动脉表面的超声，在其引导下插管和阻断，可大大减少患者脑卒中发生的风险。

TEE 引导下排气是十分必要的，在手术术野内充入二氧化碳也十分有用。

心肌保护最好的办法是严格控制术中温度，但对手术时间较长的患者，往往需要正性肌力药物。对有舒张功能不全的心室高动力型患者应格外谨慎，左室高动力并发右室舒张功能不全时处理十分棘手，对于这些患者，可予房室顺序起搏器（如果起搏器需要安装的话）、磷酸二酯酶抑制剂、足够的容量负荷及 α－受体激动剂治疗。

患者术后有发生肾功能不全的风险，在体外循环过程中足够的流量和灌注压及术后早期足量的补充容量，可减少肾功能不全的发生，若患者出现口渴、皮肤干燥、即提示血管内容量不足。补足容量后，可使用利尿剂将多余液体排出，维持一个相对平衡的状态。应尽量避免低血压，但升压药对肾脏有直接的不良影响。

同种主动脉瓣置入术后的患者常推荐使用小剂量阿司匹林，但不是必需的，不需要常规的华法林抗凝治疗，除非患者并发有其他需要抗凝治疗的指征，患者出院前应行心脏超声检查以检查瓣膜和心室功能，并除外心包积液。

（十）围手术期并发症

对于围手术期没有活动性心内膜炎的患者，其手术死亡率为 1% ~5%。如果手术由经验丰富的医师完成，其手术死亡率与行无支架猪瓣置换术或机械瓣置换术相当。无支架猪瓣置换术和同种异体主动脉根部置换术的主动脉阻断时间都是 90 分钟左右。最近的一项研究表明，在连续 100 例同种异体主动脉瓣置换术中（几乎全部都行主动脉根部置换，且包括 13 例二次手术），患者无住院期间死亡率，术后 1 年和 5 年的生存率分别是 100% 和 98%。

然而，并发急性感染性心内膜炎的患者其早期死亡率较高，为 8% ~16%。而行人工瓣膜置换的患者发生心内膜炎的概率（17.9% ~18.8%）较同种异体瓣膜置换者（2.6% ~10%）要高。

其他并发症如出血、心脏传导阻滞、卒中、心肌梗死以及切口愈合不良等，其发生率与其他主动脉瓣置换术相当。但是早期心内膜炎的发生率在同种异体瓣膜置换者中最低。

（十一）血流动力学和活动耐量

对于同种异体瓣膜置换术的患者术后早中期的随访显示，他们的血流动力学在静息和运动状态下都有明显的改善。一项入组了 31 位患者的研究显示，他们术后峰值和平均跨瓣压差分别是 6.6mmHg 和 3 mmHg，同时有效出口面积（EOA）没有明显的改变。更重要的是，即使是 17 ~19mm 大小的同种异体瓣膜其开口面积也可达 $1.7cm^2$，而 24 ~27mm 较大的同种异瓣膜，其开口面积可高达 $2.7cm^2$。

对于标准的冠状动脉下同种异体瓣膜植入术的患者，其术后前 6 个月跨瓣压差可有 1 ~2mmHg 下降。但是对于主动脉根部置换的患者，血流动力学的改善在术后早期就可以完全体现。在一项随机临床试验中，无支架猪瓣主动脉根部置换术，其术后的平均跨瓣压差仅为（6 ±1）mmHg，同种异体主动脉瓣置换术后平均跨瓣压差为（5 ±2）mmHg，两组患者术后 5 年各自仅有 1 人出现轻度瓣膜反流。因此该项研究认为，无支架猪主动脉瓣根部置换和同种异体主动脉瓣根部置换在术后中期的血流动力学改善基本相同。

（十二）远期预后

对 18 个研究的共计 3 000 名患者（37% 为主动脉根部置换术，63% 为冠状动脉下瓣膜置换术）进行荟萃分析显示，术后患者的远期预后与术者的操作水平密切相关。行主动脉根部置换术的患者二次手术的比例显著降低。当然这一结果带有一定的偏倚，因为与主动脉根部置换后需要再次手术的患者相比，冠状动脉下主动脉瓣置换术后需要再次手术的患者具备更优越的行二次手术的条件。

Mark O'Brien 在澳大利亚布里斯班开展同种异体主动脉瓣置换术，近 30 年里，有一大批患者接受了该手术，其中有随访资料的患者占 99.3%。随访结果研究显示，二次手术的比例，在接受主动脉根部置换术的患者中（n =3，0.85%）显著低于行冠状动脉下主动脉瓣替换术的患者（n =18，3.3%）。值得注意的是，在 352 例行主动脉根部置换术的患者中，手术死亡率仅为 1.13%。

在年轻的患者中，同种异体瓣膜的远期功能衰退是一个突出问题。尤其是在小于 20 岁的患者中，术后10年因瓣膜退化而需二次手术的患者高达47%。相反的，在年龄大于60岁的患者中，术后15年不需要行二次手术的可达94%。年龄在20~60岁的患者，术后15年仍有81%~85%的患者不需要再次手术治疗。上述系列研究显示，患者即使没有行常规抗凝治疗，术后发生血栓的比例也非常低，虽然发生心内膜炎的比例也较低，但仍需注意。

Lund曾粗略的估算过该类手术患者术后10年和20年的生存率分别为67%和35%。Langley和O'Brien的研究对生存率进行了详细统计，结果显示，患者术后10年，20年和25年的生存率分别是81%，58%和19%。

瓣膜结构会在术后随着时间的推移发生退化，其发生比例在术后10年和20年分别是19%~38%和69%~82%。免再次主动脉瓣置换术10年和20年分别是86.5%和38.8%，而这个数字与首次手术植入的瓣膜发生结构退化的比例是非常一致的。现在随着异种组织瓣膜移植技术的发展，同种异体瓣膜和异种瓣膜的术后耐久性是基本一致的。它们都与受者的年龄密切相关，年轻患者植入的瓣膜会衰坏得更加迅速。

术后10年有93%~98%的患者不发生心内膜炎，而在术后20年，仍有89%~95%的患者无心内膜炎的发生。术后15年，92%的患者没有血栓相关的不良事件，术后20年，该比例为83%。既往曾有个案报道过同种异体瓣膜移植后发生血栓栓塞并发症，但该并发症的产生与患者存在狼疮和抗心磷脂抗体综合征有关。

对于并发活动性心内膜炎的患者，主动脉瓣置换术的预后相对差些，报道的结果差别很大，从5年的生存率58%至10年的生存率91%。而在人工瓣膜置换术后并发心内膜炎的患者中这一结果还会更差些。不过值得注意的是，术后心内膜炎的复发率却较低，术后4年内的复发率不到4%。这些结果都显示，在并发活动性心内膜炎的患者中，采用同种异体主动脉瓣膜单纯行瓣膜或主动脉根部置换术都是更佳的选择。

（十三）二次同种异体瓣膜移植术

由于术后主动脉瓣容易产生广泛钙化，患者二次手术的风险高达20%。由于保留了自体主动脉根部，因此冠状动脉下植入的患者在二次手术时相对容易。而主动脉根部替换后再次手术时面临的问题会更多。一般在10年内，瓣环不会出现明显的钙化，从理论上来讲，可以将同种瓣瓣叶切除后再置入一个新的瓣膜。然而，狭窄僵硬的左室流出道可能最终导致需要行根部替换手术。

这一手术难度最大的地方在于必须保护好纽扣样剥离的冠状动脉开口，并且保证其正常功能。

在第一次手术的时候就预先做一些准备能使二次手术简单一些，在首次手术冠状动脉开口游离切下时采用更大的"纽扣"能够让第二次处理冠状动脉开口时避免很多问题。尽量剪短植入的同种异体瓣的主动脉壁以减少钙化范围，最大程度地保证二次动脉插管及阻断的空间。缝合心包或者使用心包替代物能让二次开胸更安全。根据术前CT评估主动脉及纵隔情况，选择是否行外周动脉插管甚至在体外循环并行下再行开胸。

在这种情况下，将主动脉与主肺动脉一起阻断能够有效避免在游离主动脉与肺动脉间隙时损伤大血管。手术中最好彻底切除钙化了的动脉壁，但是围绕冠状动脉开口保留一些动脉壁有助于冠状动脉开口重建。由于同种瓣置入能够更方便地完成冠状动脉开口的重建，再次更换同种瓣依然是很好的选择，在这种情况下，也可以行Ross手术。

根据米兰最新发布的报告，将来经皮介入导管置入瓣膜对老年患者会更加有吸引力，也非常适合钙化的同种植入主动脉根部的再次处理。

（十四）结论

由于同种异体瓣膜的来源十分有限，而主动脉瓣置换手术在几十年来又有了长足的发展，如无支架猪瓣等，同20年前相比，同种异体主动脉瓣置换术已不常见。但是较低的术后死亡率，良好的血流动力学表现，不需要常规抗凝治疗等还是具有明显优势，尤其适用于年龄超过60岁、主动脉根部较小或者严重主动脉根部感染的患者。它最大的劣势是随着时间推移，瓣膜的结构会逐渐退化，因此不适合年轻患者选用。对于年轻患者，自体瓣膜移植是较为理想的选择。

二、自体肺动脉瓣移植：Ross 手术

自体肺动脉瓣移植具有不影响血流动力学及抗血栓形成的优点，且是唯一可供自体移植的瓣膜。肺动脉瓣在轴向及径向能承受和主动脉瓣相同的拉力，且抗拉强度更强。具有活性的肺动脉瓣可以适应人体生理情况的改变。这种组织学特性已经被详细地阐述过。肺动脉瓣最初的改变是在其心室面形成富含胶原的组织，这层组织之后会变薄，但依然比正常主动脉瓣稍厚。瓣叶的三层结构：纤维膜、海绵层及心室肌层都含有活细胞，这些细胞富含细胞外基质，支持着瓣膜的正常功能。内皮细胞经过转化可以产生平滑肌肌动蛋白，从而使其更接近主动脉瓣的形态。移植后的肺动脉则经历着另外完全不同的变化，弹性蛋白裂解、细胞失活及胶原沉积进展非常迅速，可能是牺牲弹性以得到能够抵抗体循环压力的强度。

（一）患者的选择

选择手术患者的一个基本原则是患者的预期寿命至少还有 20~25 年。也有的认为是 10~15 年。对生活质量要求高、有生育需求及抗凝禁忌的患者可以行 Ross 手术。许多年轻人希望通过这种手术避免抗凝，并想要从事极限运动，比如山地自行车和三项全能等。实际中最理想的患者应当小于 50 岁，但特殊情况可放宽至 65 岁甚至更高一点。

禁忌证包括：严重的肺动脉瓣疾病，先天性肺动脉瓣畸形（二瓣化畸形或四瓣化畸形），马方综合征，其他结缔组织疾病，复杂的冠脉畸形以及可能存在的自身免疫性疾病，尤其是主动脉瓣疾病病因相关的。处于活动期的风湿病是 Ross 手术的相对禁忌，因为自体移植物可能会受风湿活动的影响而发生早期衰败。细菌性的感染性心内膜炎并不是 Ross 手术的禁忌证，但最好是在仅有瓣叶损害的情况下，如果根部受累，也要保证重建根部后而没有明显的变形。

共存疾病也是术前需要考虑的一个问题，因为这些情况很可能会影响到预期寿命以及是否能够承受手术。比如左室功能很差、冠脉多支病变及复杂的二尖瓣病变。有人提出，升主动脉扩张和动脉瘤也是手术禁忌，但实际上这些较易处理，也应该尽早处理。有过主动脉瓣置换史或者其他心脏手术史并不是 Ross 手术禁忌，再次手术需要考虑合适的影像检查以保证安全的开胸。

65 岁以下主动脉瓣狭窄或关闭不全的患者中，最常见的原因是主动脉瓣二瓣化畸形。有人认为这种患者不应该行 Ross 手术，因为可能存在一些潜在的并发症。但是其实这一类患者从 Ross 手术中获益最大，所以要求外科医生进一步研究使得手术安全性更高、远期效果更好。原发性主动脉瓣狭窄是否比关闭不全更适合 Ross 手术，现在还存在争议。狭窄病变的瓣环更小，有助于抵抗扩张，而反流则相反，已经扩张的瓣环，如果不做处理还会继续扩张，后文会有具体的讲述。

（二）术前评估

由于大多数拟行 Ross 手术的患者年龄都小于 50 岁，所以心脏造影并不是必须的检查，CTA 就可以非常好的评估整个升主动脉、主动脉弓及近端冠状动脉。心脏磁共振检查也可以提供非常清晰的主动脉影像，但是无法提供像 CT 一样的冠状动脉细节。两者都可以得到高质量的全主动脉影像学。

经胸超声可以对主动脉瓣、心室功能以及主动脉根部提供较为可靠的评估。大约 1% 的患者在术中发现肺动脉瓣二瓣化畸形，但是 CTA 和 CMR 都无法很准确地对肺动脉瓣形态做出评估。CMR 检查通过相对合适的参数调整，以及对肺动脉干的精细检查，可以得到一个相对可信的评估。

（三）手术方法

最初 Donald Ross 施行的 Ross 手术采取的冠状动脉下置入技术，后来又做了一些改良，通过在瓣环内置入或者行全根部替换手术以尽量保持自体移植血管的圆柱形几何结构，有效解决了 Ross 手术带来的早期反流问题。主动脉根部置换是目前最常用的技术。

胸骨正中切口通常是最好的入路。主动脉插管位置尽可能高，因为要切开右室流出道，最好采用上下腔静脉引流，使用冷停液，先顺行灌注，之后逆行灌注，并用室间隔温度探针监测灌注效果。由于行

肺动脉切开，通常使用的通过右上肺静脉引流步骤可以省略。充分游离主、肺动脉间隙，使用系带将主动脉、肺动脉隔离，然后阻断升主动脉而不触及右肺动脉。阻断主动脉之后，仔细分离主动脉、肺动脉根部，直至根部完全分离。为保证安全，可以在主动脉切开之后再进行游离，这样更容易辨认冠状动脉。

主动脉切口越高，可选择的术式越多，但是如果预计实施冠状动脉下置换，可以将切口斜行扩大至无冠窦，检查主动脉瓣病变及冠状动脉开口的位置，切除狭窄的瓣膜、清除瓣环的钙化并进行测量。

各种手术方式的相同点是要经右室流出道得到带瓣肺动脉，但是分离过程有许多限制，比如左冠状动脉与之非常贴近，这些在 Muresian 出版的解剖图中有详细介绍。主肺动脉瓣上横切口并向两边延伸，注意避免损伤左冠状动脉。可以在肺动脉远端放一个可弯曲的吸引器吸引。仔细检查肺动脉瓣是否三瓣，是否健康，最后用电刀游离主肺动脉与左肺动脉背面直至右室流出道。

在肺动脉瓣下 5~6mm 的右室前壁位置用 15# 刀做切口打开右室流出道，探出直角钳或缝线定位。

仔细地向两侧延长开口直至可以清楚地看到瓣叶，继续向两侧切开，始终保留肺动脉瓣下 3~4mm 的肌肉。之后可以看到一个左、右心室间隔的平面，室间隔穿支通常位于室间隔的左侧，仅仅游离室间隔右侧能够避免对通常无法看到的室间隔穿支的损伤。小的冠状静脉分支可以导致出血，在这时少量的逆灌能够帮助检查并止血。

从流入端的切口沿瓣叶的曲线剪下自体肺动脉瓣，并保留瓣下 3~4mm 的平整的肌肉边缘。用柱状测量器测量流入端口径，避免暴力操作。同时测量右室流出道开口，并解冻待植入的同种异体肺动脉。

（四）冠状动脉下植入技术

如果采用冠状动脉下主动脉瓣置换术或者柱状包埋术，手术过程和同种带瓣管道置换术相似，近端和远端缝合如前所述。最主要的是主动脉根部必须与自体移植物在瓣环大小及窦管交界处都相匹配，因此可能需要修剪根部或者窦管交界处。这种术式的一个优点是保留了自身的根部，可以避免自体移植物的扩张和功能不全。但是如果自身主动脉扩张了，自体置入物也会相应扩张。

（五）根部替换技术

行根部替换术前需要横断主动脉，将冠状动脉开口做纽扣样分离并做好保护。无冠窦及左、右冠窦交界处的组织需要保留，以方便之后固定移植物根部。最好的对位方向取决于移植物放入根部的位置，通常将肺动脉瓣游离面（后面）置于左冠窦。

剪取一宽 5~7mm，长度比植入物近端周长多出 2mm 左右的毡片作为植入物植入缝合时的垫片，缝合时包绕植入物近心端缝合，可使用 3-0/4-0 滑线间断缝合，或使用 4-0 滑线连续缝合。使用连续缝合时应在左右窦交界处起针，先向左冠窦缝合，然后再顺序缝合无冠窦、右冠窦。缝线需要保持松弛以看清楚缝合缘。全部缝合完毕后，使用神经勾将缝线拉紧然后将线结打紧。

然后使用 6-0 滑线连续缝合，植入冠状动脉开口的"纽扣"，一般右冠开口的"纽扣"植入位置略高，通常位于植入物窦管交界水平。

多余的肺动脉管壁组织仅保留到瓣交界之上，靠近冠状动脉"纽扣"缝合线上缘水平。将已预留的主动脉壁组织包绕植入物，必要时可以将预留组织剪短。如果主动脉壁已扩张或已形成主动脉瘤，则需要使用毡片或者人工血管。

使用 4-0 滑线将植入物远端同升主动脉连续缝合，并在上部的缝合缘使用人造或自体组织联合垫片缝合以加固新的窦管交界。闭合主动脉后，可试行灌注以检测瓣膜的反流情况、冠状动脉通畅程度以及缝合是否出血。

同种异体植入肺动脉瓣近心端使用 4-0 滑线同右室流出道连续缝合。避免在后部缝合时过深而损伤室间隔穿支。远心端可以使用 4-0 或 5-0 滑线连续缝合。

升主动脉排气并撤掉阻断钳。并行循环辅助时间要足够。主动脉恢复压力后，缝合点出血的风险很高。为此需要格外注意避免过度牵拉。建议使用氨基己酸及自体血液回收装置。可以使用生物胶制品，但绝对无法替代确切的缝合。

（六）同期主动脉手术

我们已经认识到很多主动脉瓣二瓣化的患者有远期升主动脉扩张和形成主动脉瘤的风险，对于主动脉直径超过5cm的患者，均需同期手术节段切除并行升主动脉重建。直径小于3.5cm的患者可以不用处理。对于直径在3.5~5cm的患者，可以行主动脉折叠成形或横向包裹成形，将升主动脉直径缩至3.5cm或以下。由于绝大多数的主动脉瓣二瓣化畸形患者发生主动脉夹层都是起始于升主动脉，必要时应考虑全升主动脉甚至是扩大的半弓置换。在预先准备充足的情况下仅增加少量的手术时间。将主动脉植入物近心端缝合至自体移植血管根部以完成动脉重建（这一过程通常需要另行加固缝合）。

（七）手术风险

根据国际Ross手术统计数据，围手术期死亡率（术后30天内）为4.1%。根据择期手术1%死亡率的标准，这一结果是难以接受的。同很多对技术要求很高的手术一样，手术技术熟练程度是影响临床预后的重要因素。如果遇到情况复杂的再次手术，需要深低温停循环，同期行升主动脉瘤切除并重建以及二尖瓣修复等情况下需要同期做Ross手术时，绝对需要一名有丰富经验的手术医生。需要针对患者进行个体化的手术讨论以决定手术细节并评估潜在的手术风险以及患者获益情况。由于手术数量与手术效果成正相关，因此遇到需要此类手术的患者，可能需要将其转往更有经验的医疗中心。

（八）Ross手术的血流动力学表现

多项研究已经展示了植入的自体肺动脉瓣在血流动力学方面的优异表现。一项对年龄和性别进行了匹配的对比研究表明，在运动状态下瓣口峰值压差仅有2~4mmHg的变化。$3.5cm^2$的有效开口面积（有效开口面积指数$1.9cm^2/m^2$）运动状态下在两组观察中也没有变化。全根部替换手术比冠状动脉下植入方式有更好的血流动力学表现，从统计数据看，有效开口面积指数[（1.98 ± 0.57）cm^2/m^2对比（1.64 ± 0.43）cm^2/m^2]的差异比临床表现更为明显。该研究指出，相对带支架生物瓣和无支架生物瓣乃至同种异体主动脉瓣膜，Ross手术都更具备血流动力学优势。

值得关注的一点，Ross手术还包含了右室流出道重建，后者的血流动力学表现不好的话会对运动耐量造成不良的影响。一项研究数据显示，Ross术后的患者右室流出道静息时峰值压差为（14 ± 10）mmHg，在运动状态下上升到（25 ± 22）mmHg，相比之下，仅行同种异体主动脉瓣置换术而保留原有右室流出道结构的患者，在运动负荷下峰值压差仅由静息状态下的（3 ± 1）mmHg上升到（5 ± 4）mmHg。即使患者的手术完全达到预期，右室流出道过高的跨瓣压差也会对患者氧合作用产生轻度影响。

（九）目前结果

考虑到Ross手术的死亡率已经接近择期瓣膜置换手术的结果，远期生存结果就成为是否为患者行Ross手术的重要依据。除了Ross手术本身的风险外，还需要告知患者置换生物瓣会出现瓣膜衰败而面临再次手术的风险、血栓栓塞的风险及机械瓣置换后抗凝相关风险，以便患者综合考虑。

大组的荟萃分析得到比较肯定的结果显示Ross术后患者生存率非常满意，甚至接近了同年龄正常人群的结果。同时，数据结果显示Ross手术后血栓栓塞的发生率较低，并且避免了因为抗凝治疗而继发的出血并发症，所以Ross手术对于年轻患者而言是一种很有吸引力的选择。其中有些患者肯定需要远期再次的手术治疗，但是这些再次手术的结果也非常令人满意。

1. 自体肺动脉瓣植入后功能障碍　自体肺动脉瓣植入后几乎没有发生狭窄的相关报道，但是随着时间的延长，关闭不全的发生率开始增加，自体肺动脉结构扩张或者自体主动脉的扩张可能是导致关闭不全的原因，两种原因也可能同时出现。研究显示，由于全根部置换手术指征过于宽泛，主动脉瓣替代物植入技术尚不过关，早期因主动脉瓣狭窄导致的再次手术多与此相关。而无支撑保护的自体肺动脉瓣作为主动脉根部替换物时更有可能出现主动脉根部瘤或者瓣膜关闭不全。手术开展早期就认识到主动脉瓣环扩张的问题，采用主动脉瓣环成形或者借助心包片或者人造材料行外固定以加固瓣环。约10年后，大家才意识到术后主动脉窦部和窦管交界水平扩张的问题，而目前这一风险的发生率很难确定，相关危险因素也存在争议。但是，即使出现了明显的主动脉根部扩张，自体植入肺动脉瓣结构大多仍能够保持良好的功能状态。

Brown 通过针对新发的中度主动脉关闭不全发生风险的 Cox 分析报道，患者术前即出现的升主动脉扩张，男性，以及术后体循环高血压都是明显的高危因素。体循环高血压，尤其是术后早期，会导致尚未适应的植入物结构出现急性的扩张病变，并对瓣叶造成损害。

我们已经采取了多种手段来预防主动脉扩张问题。在 Sievers 的报道中，对一组严格筛选的患者采取冠状动脉下植入技术完成 Ross 手术，术后 10 年的随访结果令人非常满意。其他作者认为有必要对自体植入物多水平进行加固。还有人认为应当使用可吸收纱布、心包片或者人造补片将自体肺动脉完全包裹。这些措施使得植入物保持了一个相对稳固的圆柱形结构，但却失去了自体肺动脉瓣结构的生物弹性并限制了植入瓣膜的生长能力。主动脉根部解剖结构相对正常且与植入物匹配良好的患者可以采取单纯的柱状植入技术完成手术，而对于主动脉根部替换和升主动脉瘤病变的患者施行单一的柱状植入技术完成手术是不够的。需要针对患者制定个体化的手术方案，以确保自体肺动脉瓣能很好地植入完整或经成形的主动脉根部，如果行根部替换，则应当使用自体组织或者人造组织加固植入物结构以确保瓣膜功能正常并且避免远期的扩张病变。我们有理由相信使用这些手术技术能够将术后 10 年和 20 年的瓣膜损毁发生率分别降至 10% 和 20%，甚至更少。

2. 同种异体植入肺动脉瓣的功能障碍　同种异体肺动脉瓣植入并重建右室流出道使得 Ross 手术成为一个双瓣置换的手术，同时重建的右室流出道结构也存在一定的远期病变的风险。早期的数据证实同种异体瓣植入重建右室流出道较其他移植物具有优势，但是关于其优缺点一直存在争议，尤其是右室流出道重建后同种异体瓣的生物活性方面。尽管冷冻保存的同种异体肺动脉瓣在术后早期具备良好的血流动力学表现，但是在随后的 6 ~ 12 个月中，跨瓣压差持续增加。跨瓣压差持续进展的情况可能持续两年左右，但这一进程会在 1% ~ 2% 的患者中继续下去。免疫应答反应可能在这一进程中发挥了作用，但是具体的机制尚不明了。由于植入的同种异体肺动脉瓣肌袖处严重的瘢痕反应会导致肺动脉流入端发生广泛的钙化。

Schmidrke 和他的同伴们试图通过使用一小段袖状心包片来替代结合部的肌袖部分，并在术后早期的两年内证明有效，但是远期的随访结果没有明显差异。Carr - White 通过 MRI 研究发现，外膜严重的炎症反应能够导致整个同种异体植入物弥漫性增厚，并使整个同种异体植入物形成外源性的压迫，导致流出道的狭窄。

10 年间植入的同种异体肺动脉瓣狭窄的发生率为 5% ~ 10%。相关危险因素包括捐献者的年纪较小，供体冷藏保存的时间不够，还有选择了大小不合适的供体。由于选择过小的供体是导致狭窄的最主要因素，适当选择较大的供体有助于减少狭窄的发生。

大多数患者能够耐受高达 50mmHg 的峰值压差而没有临床症状，随访发现瓣口狭窄的发生率远高于出现临床症状的比例。在 Oklahoma 的研究中，487 例植入同种异体肺动脉瓣的患者中有 33 例出现了需要再次手术或者通过经皮再次置入瓣膜的情况，10 年和 16 年随访瓣膜保持正常功能的比例分别为 90% ±2% 和 82% ±4%。经皮导管瓣膜置换手术的发展也为处理此类瓣膜损毁提供了新的选择。

对植入同种异体肺动脉瓣的患者进行 10 年随访，通过超声检查能够发现，有多达 10% 的患者出现中度或者重度的瓣膜关闭不全。但是，在不存在肺动脉高压的情况下，正常功能的右心室能够克服这一问题。关闭不全可能是大多数同种异体肺动脉瓣植入患者最终需要面对的，但是大多数患者在 20 ~ 25 年内不用担心这一问题。

经过 40 年的应用研究证实，冷冻保存的同种异体肺动脉瓣是 Ross 手术中最佳的右室流出道重建替代品。偶尔也用到无支架的猪瓣膜。从组织工程学的角度看，这一低压区域能够提供适当的环境，使体循环干细胞、临近侵入的细胞或术前种植的细胞在去细胞化的同种异体或者异种肺动脉瓣基质内生长成熟，从而使同种异体或者异种肺动脉瓣功能保持良好。早期的临床结果显示二者都是可行的，但是有待长期的随访结果。

三、Ross 术后的再次行手术

一般认为 Ross 术后再次行手术治疗是复杂并且危险的。不需要担心出现夹层和破裂，同种自体植入物还没有破裂的报道。植入物局部的夹层确实出现过，但是缝合线阻止了夹层累及远端升主动脉和冠状动脉开口。尽管植入物的血管壁比自体主动脉壁要薄，但是在手术后瘢痕形成的包裹下，很难出现能够破入游离心包腔的破裂。

如果出现中度关闭不全并发根部扩张，并有临床症状、左室功能衰竭或明显扩大等手术指征的时候，需要慎重考虑最佳的手术治疗方案，而不能单单处理窦部的扩张。当自体主动脉壁扩张至 5cm 甚至更大的时候，针对那些原发病为主动脉瓣二瓣化的患者，需要在扩张进展至 5.5cm 之前进行手术干预。如果因为其他的瓣膜疾病或者冠状动脉病变需要再次手术干预，同样不要忽略自体植入物的扩张病变。在自体植入物已经使用补片加固流入端的情况下可以考虑使用 Yacoub 保留瓣膜的处理方式。如果仅仅是单个瓣叶病变，例如脱垂或者穿孔，可以考虑瓣叶修复，但是要确保修复是可靠耐用的。当瓣叶和窦部同时出现病变的时候，需要考虑彻底再次行根部置换术。由于自体肺动脉瓣能够正常生长并保持生物弹性，相比传统 Bentall 术后的再次根部替换要简单很多。

在第一次手术的时候就要为再次手术做适当的准备，闭合心包或用心包替代物保护心脏表面，再次劈胸骨时更加安全。升主动脉插管建立体外循环绝大多数情况下是没有问题的，但是当碰到多次手术后，或者术前影像结果提示正中开胸非常危险的时候，需要考虑行外周插管建立体外循环。避免游离同种异体肺动脉植入物与升主动脉之间的间隙对于手术的安全成功非常重要，在肺动脉远端通常有足够的游离间隙以用来钳夹升主动脉。由于冠状动脉"纽扣"吻合口通常接近自体肺动脉植入物的远心端吻合平面，二次手术时切开主动脉应当远离这一吻合平面进行操作。在术中最终决定需要采取的合适术式，包括使用机械瓣或者带支架的生物瓣，无支架瓣膜的冠状动脉下置换或者全根部置换，生物瓣管道或者机械瓣管道行 Bentall 手术等。一般情况下不需处理同种异体的肺动脉，如果存在右室流出道梗阻并需要手术处理，可以在并行循环心脏跳动状态下完成这一操作。从正常右室室壁肌肉至正常肺动脉纵向切开旧的流出道结构。小心切除增厚的流入端增生瘢痕，尽可能多地剔除旧的右室流出道组织以能够植入新的同种异体肺动脉结构。流出道的后壁和主动脉面要保持完整，避免损伤自体移植肺动脉瓣和冠状动脉分支。

四、总结

在所有用来治疗主动脉瓣疾病的替代物中，只有自体肺动脉瓣拥有真正能够生长的生物活性优势。同时需要精细和高超的植入技术来保证围手术期和远期的手术成功率。针对大多数病例，需要对主动脉进行适当的修剪和保护以尽量避免远期的自体植入物结构扩张和功能障碍。术后 20 年内，大约有 20% 的患者可能需要再次手术接受"新"主动脉瓣或者"新"肺动脉瓣，但是在此期间，患者不需要抗凝治疗，他们的活动量以及生活方式受到的限制也较少。Ross 手术是安全的，对于年轻的主动脉瓣病变患者是非常合适和值得信赖的选择。同植入异种生物瓣膜后 20 年内几乎 100% 需要再次手术，机械瓣置换术后不可避免的血栓栓塞和出血导致的抗凝并发症，再加上前瞻性随机研究也已经证实了 Ross 手术比同种异体主动脉瓣替代手术更有优势，都说明 Ross 手术是一项非常成熟可行的术式。并且同其他术式相比，远期存活率更有优势。

术后进行相关的影像学检查是非常有必要的，包括术后至少每两年行经胸超声检查。至少每十年进行一次 CT 或 MRI 检查，如果出现主动脉扩张的情况则需要更频繁的检查。有经验的医学中心能够安全完成必须的二次手术，并且尽可能保留同种自体植入物。Ross 手术的适用人群包括 50 岁以下或者预期寿命超过 20~25 年的主动脉瓣膜病患者。在理想的情况下，50~65 岁年龄段的患者也可考虑行 Ross 手术，移植物完全可以在正常的预期寿命内保持完好。

（王鹏高）

第六章

心脏外科术后并发症及处理

第一节　术后一般并发症

一、术后出血

体外循环心内直视手术后出血是较为常见的手术并发症之一。术前肝脏功能及凝血机制不全，术中止血不彻底及肝素化对凝血功能的影响，转流期间对血小板的破坏、纤维蛋白原及凝血因子的消耗等均可影响患者术后的凝血功能。术后出血常可引起循环血容量的不足，严重的出血可引起低血容量性休克，甚至导致死亡。

（一）病因

术中止血不彻底常是术后出血的主要原因之一，多见于心脏及大血管手术切口、血管吻合口缝合不严密及血管结扎线松脱，心包切缘及粘连剥离面渗血，肋骨、胸骨断裂，胸骨骨髓腔封闭欠佳，胸骨钢丝缝合固定时损伤肋间动脉或胸廓内血管等。

凝血功能紊乱多见于慢性充血性心力衰竭，先天性发绀型心脏病的患者，术前常伴有肝、肾功能不全者以及凝血因子的缺乏；体外循环转流可引起血小板的破坏、纤维蛋白原的减少及凝血因子 V、Ⅶ、Ⅷ、Ⅸ、Ⅹ因子的消耗，都将导致凝血功能的严重损害。鱼精蛋白的剂量应用不足或效价降低使得肝素中和不全亦可导致术后手术创面弥漫性渗血。组织损伤后可释放纤维蛋白酶激活物，使纤溶酶原激活成为溶解酶，导致纤维蛋白的溶解，引发术后大量渗血。此外，过量输血也可引起凝血机制异常，从而导致难以控制的大量渗血。

极少数患者术前并发血友病或其他出血性疾病而导致术后出血。

（二）诊断

1. 临床表现　主要临床表现为术后早期心包或者胸腔引流量较多，如果每小时 200ml，连续 3 小时以上常提示有心脏活动性出血的征象。如果心包或纵隔引流管放置的位置欠妥当，引流管因血凝块堵塞而通畅受阻，其引流量可能不多或者骤然停止。但是，若患者血压不稳、心率加快、四肢皮肤湿冷、中心静脉压降低常提示有出血及血容量不足的可能。

2. 实验室及辅助检查　血液常规检查提示红细胞计数及血红蛋白含量正常或降低；床旁 X 线胸片可显示纵隔影增宽，心影扩大或者有胸腔积液影像学征象。

（三）预防和治疗

1. 预防　对于术前凝血功能不全的患者，应予以积极的对症治疗，补充血小板和凝血因子的不足，改善肝功能。术中分离心包粘连面应当仔细止血，胸骨断端的骨髓腔应用骨蜡严密封闭止血，骨膜应电凝止血。心脏以及大血管的切口必须缝合严密可靠。

应当强调合理复温，血压回升后手术野彻底止血，应用足量的鱼精蛋白中和肝素。术中采用膜式氧合器可以减少体外循环转流对血细胞、血小板和凝血因子的破坏及对凝血功能的影响，对于防止术后出血有重要临床意义。

2. 治疗　在治疗方面，应根据术后出血的具体原因进行及时、合理的处理。如应用止血药物，如氨甲环酸、维生素 K 等，或者输新鲜血液、血小板、纤维蛋白原复合物及凝血因子等。输入新鲜血浆可以补充多种凝血因子的不足，有很好的治疗作用。对于体外循环心脏术后肝素中和不全，ACT 测定值大于正常或术后输入较多体外循环转流剩余血的患者应及时追加鱼精蛋白的剂量，可按 0.25～0.5mg/kg 的剂量分次给予，维持 ACT 测定值在正常范围内。术后补充血容量而大量输血时应注意钙的补充。术后力求维持血压的稳定，避免出现持续的高血压。

经上述保守处理后，如果胸腔或心包引流量未见明显减少，止血效果不满意，应积极果断地考虑再次剖胸彻底止血，切勿犹豫不决，延误时机。

开胸止血的指征为：术后每小时心包及纵隔引流量大于 200ml，连续 3 小时以上；术后连续 12 小时总引流量大于 30ml/kg；胸片提示心影扩大及纵隔影增宽或移位，心包引流量在初始阶段较少，但 1 小时内突然增加大于 6ml/kg，有急性心脏压塞征象或血压下降者都应当积极考虑再次开胸手术止血。

二、术后心脏压塞

心脏压塞是心脏手术后常见的手术并发症之一，文献报道术后急性心脏压塞的发生率在 2%～3% 之间。按照术后心脏压塞发病的时间分类，可分为术后急性心脏压塞及术后延迟性心脏压塞。

术中心脏或大血管切口缝合不严密，止血不彻底所导致的术后活动性出血或者凝血功能紊乱而导致渗血较多，血液或血凝块积聚在引流不畅的心包腔内达 250ml 以上，即可引起术后急性心脏压塞。

（一）病因

急性心脏压塞的发生常与术中心脏或大血管切口止血不彻底、心脏切口缝合不严密、缝合线意外断裂、纵隔广泛渗血、胸骨断端止血不满意、术中肝素中和不当及术后凝血功能异常等多种因素密切相关。

术后肺动脉高压引起右心急剧扩大亦可造成心脏压塞。先天性发绀型心脏病侧支循环较多，术后容易引起渗血，术后引流管内血凝块堵塞可导致心包腔引流不畅而导致术后急性心脏压塞的发生。

延迟性心脏压塞多见于人工心脏瓣膜替换术后抗凝过量，少数患者可因为心包切开综合征或心包腔感染等病因所致。

（二）诊断

1. 临床表现　急性心脏压塞多发生在术后 24～48 小时内，由于心包内血液和血凝块的积聚可增加心包腔的压力，直接影响静脉血的回流，导致中心静脉压（CVP）的升高，积聚的血液对心室的压迫，可造成左心室舒张末期容量减少，每搏输出量下降，心率加快，血压下降，此间，如果未能采取有效的心包减压措施，可导致心排量的下降甚至心脏停搏。

主要临床表现为术后胸腔或心包腔引流量过多，或者在应用止血药物而出现血凝块后心包引流量突然减少，但患者的低心排临床表现反而加重。患者常出现心率增快、气急、烦躁不安、四肢末梢发绀、皮肤湿冷，CVP 大于 20cmH$_2$O，动脉收缩压小于 90mmHg，脉压小于 20mmHg，心音遥远，心脏轮廓增大，可出现奇脉，患者的尿量可小于 1ml/（kg·h）。

延迟性心脏压塞常发生在术后 1 周或 1 个月之间，少数可发生在术后数月。临床症状多表现为乏力、胸闷、呼吸急促、心动过速，颈静脉怒张、CVP 升高、低血压、肝大及下肢水肿。

2. 实验室及辅助检查　心脏术后心包腔引流量过多，或者大量出血突然减少后出现严重的心力衰竭征象，且对循环支持治疗反应不佳。X 线胸片显示上纵隔及心影明显增大，血液常规提示血红蛋白和血细胞比容降低，ECG 表现为 QRS 波低电压，超声心动图检查显示心包腔内有液性暗区有助于明确诊断。此外，诊断性心包穿刺可抽出较多量的不凝血液，依此可与术后低心排综合征相鉴别。

对于延迟性心脏压塞，如为心脏机械瓣膜替换术后的病例，其凝血因子时间（PT）延长，胸片常提示心影增大，超出术前的胸心比例。超声心动图检查有较好的诊断价值，可发现心包腔积液征，ECG

表现为 QRS 波低电压，ST 段下降。

（三）治疗

急性心脏压塞常伴有血流动力学的急剧改变，在不能完成有关检查时，不应被动等待检查结果。如果怀疑心脏有活动性出血或心包引流管内血块堵塞所引起的急性心脏压塞，为了尽量缩短低血压时间，防止心脏停搏，可在监护病房内立即拆除剑突下皮肤缝线，经胸骨切口下端，用手指伸入纵隔和心包进行探查，常可排出积聚的血凝块而有效地解除对心脏压迫而缓解症状，如此可争取时间，待病情改善后再送手术室止血。

对于诊断明确者，应立即准备再次手术探查，清除积血、血凝块，解除心脏压迫。特别紧急情况下，应在 ICU 内施行麻醉诱导，紧急气管插管并迅速送手术室。在紧急术前准备期间，要加强低心排的治疗，补充血容量的不足，增加心排量，静脉应用多巴胺、多巴酚丁胺等血管活性药物，纠正酸碱失衡，争取时间准备手术。

一般情况下，手术仍经原胸骨正中切口径路进行探查。首先，清除纵隔内积聚的血凝块，拆除心包缝线，仔细探查心脏插管部位、手术切口、血管吻合口有无活动性出血并给予可靠的止血处理。经过敞开心包切口、减压及严密止血等处理后，患者的血流动力学常渐趋稳定。对于急性心脏扩大而造成的心脏压塞，应积极调整心脏功能，降低右室阻力负荷，待病情稳定后再考虑延迟关胸。

对于延迟性心脏压塞，如为抗凝过量所引起则应停止抗凝治疗，静脉注射维生素 K_1。对于症状严重者，可以在 B 型超声波的引导下行心包穿刺减压，或者施行心包腔置管引流。静脉应用血管活性药物及强心、利尿药物支持心脏功能，适当补充新鲜血或血浆等加强全身支持，合理使用抗生素预防感染。对术后反复发作的延迟性心脏压塞，可以考虑施行心包剥脱或心包切除术。

三、感染

心脏外科手术大都为无菌手术，因此，术后并发切口感染的发生率较低，文献报道约为 1% ~2%。在心脏手术后感染的致病菌中，最为常见的是葡萄球菌，其次是革兰阴性杆菌。心脏术后感染并发症主要有胸骨裂开、纵隔炎及感染性心内膜炎等。

（一）胸骨裂开及纵隔炎

1. 病因　胸骨裂开的主要病因为机械性因素或感染所致，术中对纵向切开胸骨固定的不可靠，当深呼吸或剧烈咳嗽时，胸廓的扩张运动可对胸骨切口产生很大的拉力，致使固定的钢丝切割胸骨或使得钢丝结松脱，导致胸骨裂开，而后继发胸骨及纵隔的感染。

术后较长时间的机械辅助呼吸时，由于正压通气的作用或者气管切开后气道内吸痰时引起的剧烈的呛咳、心脏骤停实施体外心脏按压等均为发生胸骨裂开及感染的直接诱因。

原发性纵隔炎的发生常与术中的污染有关，术后纵隔引流不畅，血液及渗出液积聚；术后低心排组织灌注不足及低氧血症都可能降低机体的抵抗力，从而引起纵隔的感染，影响胸骨切口的愈合。

2. 诊断

（1）临床表现：患者主诉手术切口疼痛，深呼吸或咳嗽时症状加重，胸骨切口不稳定，可触及上下移动，在剧烈咳嗽时更为明显。如未并发感染，常无发热。切口局部检查可见皮肤红肿或裂开，流出淡血性渗出物。一旦并发感染，患者可有发热、胸痛、呼吸困难，胸骨切口可部分或者完全裂开，随呼吸运动而发生大幅度的上下移动；部分裂开时，深呼吸时可见渗出物以及气体从纵隔内挤出；而完全裂开时，可从裂口内显露纵隔组织、心包或者心脏。

原发性纵隔炎可出现在术后 2 ~3 天或在术后 1 周以上，主要表现为术后发热，体温常高达 39℃ 以上，呈持续性稽留高热，部分患者可伴有寒战，胸骨固定松动，切口剧烈疼痛，深呼吸及咳嗽时加重，胸骨切口出现红肿，压痛明显，皮肤引流口局部有脓性分泌物溢出。

（2）实验室及辅助检查：血液常规检查提示白细胞计数及中性粒细胞比例增高。X 线胸部摄片可见胸骨后间隙有高密度阴影，如果并发较为严重的骨髓炎，可见胸骨骨质疏松或骨质破坏。

根据患者的症状、体征、实验室检查以及 X 线胸片等相关辅助检查诊断多无困难。

3. 预防和治疗

（1）预防：术中可靠地闭合胸骨切口是防止术后胸骨裂开及继发纵隔炎的重要环节之一。术中应当力求在胸骨正中锯开，避免偏向，因边缘不对称的胸骨两侧不能承受较大的钢丝拉力负荷，很容易在术后胸廓大幅度运动期间被钢丝切割断裂而发生胸骨裂开。术中应合理地放置缝合钢丝，以便均匀地承受闭合胸骨时的张力，可采用 8 字缝合或者穿越胸骨旁的缝合方法，缝合胸骨钢丝的进针不应距离胸骨切缘过近，钢丝的绕结放置于胸骨外侧缘可分散钢丝对紧固切口的张力。

对于偏向的胸骨切口。在较窄一侧的胸骨纵向连续缝置钢丝后再间断放置横向钢丝固定可起到衬垫的作用并且防止钢丝对偏向一侧胸骨的切割，这对老年患者更为重要。胸骨前的软组织应分层缝合，避免遗留无效腔。术后采用胸带固定，可减缓胸廓运动对胸骨切口的牵拉作用。

术前应当让患者掌握正确的咳嗽和排痰的方法，术后患者咳嗽时可用双手按压前胸部作对抗，限制胸廓的大幅度活动，减少胸廓运动时缝合钢丝对胸骨的切割应力。

（2）治疗：胸骨裂开一经诊断，应当再次手术重新固定胸骨。如果手术切口皮肤无感染，可切开原手术切口，将松脱的钢丝重新拉紧打结固定胸骨。如若钢丝已割断胸骨或者钢丝本身已断裂，则需将原钢丝拆除，重新缝合钢丝固定。对于胸骨折断的情况，可采用穿越胸骨旁的缝合方法固定胸骨。

如果胸骨裂开而且并发感染，或者已并发胸骨骨髓炎，患者全身情况较差，不能耐受麻醉及再次手术时，应当立即在局部麻醉下开放切口，彻底去除脓液、松脱的钢丝、坏死及炎性肉芽组织，反复冲洗创面，放置纱条引流，定期换药，应用抗生素控制感染。待创面分泌物减少、肉芽组织生长良好时，再二期缝合。

如果胸骨裂开后患者全身情况尚好，局部感染尚未扩散引起胸骨骨髓炎，可在彻底清创后在纵隔放置硅胶引流管，一期缝合胸骨闭合切口。术后经引流管连续灌注抗生素溶液冲洗纵隔并且引流，控制纵隔感染。

（二）感染性心内膜炎

术后感染性心内膜炎是心脏外科术后最为严重的手术并发症之一，预后较差，处理不及时常导致患者死亡。在心脏手术后并发感染性心内膜炎的病例之中，以人工心脏瓣膜替换以及发绀型心脏病矫治的患者的发生率为高，其发生率约为 0.16% ~5.4%。

1. 病因　感染性心内膜炎多由细菌感染引起，故又称之为细菌性心内膜炎。在致病菌中，50% 以上的病例是由葡萄球菌（表皮、白色和金黄色葡萄球菌）感染所致，其次为草绿色链球菌，革兰阴性杆菌及真菌（其中，75% 白色念珠菌，25% 为曲菌。）。

一般认为，术后 1 个月内发病者为早期感染性心内膜炎，而晚期感染性心内膜炎则可发生在术后一月以上。根据感染性心内膜炎发病时间，其感染的来源和致病菌的种类有所不同。

术后早期发生的感染性心内膜炎与手术有较密切关系，术中手术器械、手术室空气和参加手术人员的污染，体外循环机相关器材（氧合器、动静脉插管、预充液等）的污染，缝合材料、人造血管、涤纶补片或心脏瓣膜的污染都可能成为术后感染性心内膜炎的直接致病病因。体外循环手术创伤对患者机体免疫功能的影响可降低患者的抵抗力，从而增加了置入心脏内的异物（涤纶补片、人造血管或人工心脏瓣膜）对感染的易感性。术后早期胸部手术切口的感染、纵隔炎、肺部感染和尿路炎症均有引起菌血症而导致心内膜炎的发生。各种有创的动、静脉插管，气管插管以及导尿管也可成为致病菌进入体内的感染途径。此外，大剂量应用广谱抗生素和糖皮质激素可增加二重感染的机会。

2. 病理解剖　感染性心内膜炎可在心脏瓣膜、乳头肌和心室内膜形成赘生物，生物瓣膜替换者可发生瓣膜穿孔、瓣膜关闭不全等病理改变，赘生物也可引起机械瓣膜的开启障碍，瓣周脓肿而导致瓣周漏的发生。感染性赘生物的脱落可栓塞脑血管及肝、脾、肾脏等器官，少数也可栓塞冠状动脉血管而发生急性心肌梗死或者猝死。

3. 诊断

（1）临床表现：感染性心内膜炎可发生在术后早期，也可在术后数月内发生。早期发生的感染性心内膜炎主要的临床表现为持续性发热，或术后 2 ~ 3 天体温下降后又再次回升，体温常高达 39 ~ 40℃，且常伴有寒战、出汗、胸痛、呼吸困难、食欲减退等症状。如果心内膜炎是由胸部切口感染、纵隔炎或者肺炎所致，临床上往往很难与原发感染灶并发的菌血症和炎症本身发热相鉴别。

术后晚期感染性心内膜炎多发生在康复后的一段时间内，患者可有低热、乏力不适等前驱症状，而后体温逐渐升高，呈稽留热或弛张热型，部分患者伴有关节不适、下肢或腰部肌肉疼痛。

在大多数患者体格检查可闻及新出现的心脏杂音或人工瓣膜瓣周漏所致的收缩期杂音，而舒张期杂音的出现，往往提示赘生物阻塞所导致瓣膜孔的狭窄。如果心脏瓣膜在较短的时间内发生狭窄或者关闭不全，特别是替换的人工瓣膜缝线广泛裂开者，其病情可迅速恶化，出现较为严重的心力衰竭征象。约有 25% ~ 60% 的患者可触及脾脏肿大，约 20% ~ 40% 的患者口腔黏膜、下肢皮肤可出现散在分布的瘀点，持续数天，可消失但能再次出现。而亚急性心内膜炎（SBE）的某些典型体征，如分布于指（趾）端、足底的红色点状 Osler 小结，视网膜上的 Roth 结等并不常见。如果赘生物脱落，可出现栓塞征象，如肢体发冷、疼痛、无力、末梢血管搏动减弱以及肢体瘫痪等。部分患者可发生脑栓塞，引起一过性或永久性神经精神障碍，如头痛、烦躁、忧郁、失明、偏瘫以及昏迷等。

（2）实验室和辅助检查：血液常规检查提示，白细胞计数增高，可达 $20 \times 10^9/L$ 以上，中性粒细胞比例常大于 90%，此在金黄色葡萄球菌感染者较为明显。90% 的患者血沉增快；血生化检查可有白蛋白降低，球蛋白升高，白/球比例倒置。此外，伴有进行性贫血较为多见，血红蛋白小于 80g/L，红细胞计数小于 $2.5 \times 10^{12}/L$。对于真菌感染者，白细胞计数可不增加或者减少。

血培养是诊断感染性心内膜炎的重要方法，应当在体温升高时采血进行血培养，或者在高热的 2 ~ 3 天内，多次抽血，每次取血 10 ~ 15ml，以便提高血培养的阳性率。对于术后早期已经应用青霉素或者头孢菌素类抗生素的患者，应在培养液中加入青霉素酶并且应用高渗性培养基，以利于细胞壁有缺陷的细菌生长。如有条件，血标本应进行需氧及厌氧菌培养。对于真菌感染，普通血培养阳性率较低，可采用高渗性血培养基，提高培养的阳性率。

超声心动图检查对于诊断感染性心内膜炎具有重要临床意义，该检查可发现附着于心脏瓣膜上感染性赘生物的异常回声，并可发现瓣膜的关闭不全及确定反流的程度，如果存在瓣膜缝环缝线裂开，可发现瓣周漏的异常回声。真菌性心内膜炎常可发现附着于瓣膜上长度 2 ~ 5cm 不等的较大的赘生物。

心电图检查可发现房室传导阻滞，ST 段上升，T 波低平或倒置，其结果提示瓣周脓肿形成或者脓肿已经侵入室间隔及心肌。

心脏手术患者，特别是人工血管、较大补片置入以及瓣膜替换者，术后出现持续性高热一周以上，或术后反复发热，抗感染治疗疗效欠佳，出现新的心脏杂音或栓塞征象及出现心力衰竭者，血液常规检查白细胞计数增高，血培养阳性者并结合超声心动图的检查结果可明确感染性心内膜炎的临床诊断。

部分患者由于术前以及术后已经应用抗生素，术后发热等症状可不典型，或者多次血培养均为阴性，但是，如果临床上出现新的心脏舒张期杂音，并且伴有栓塞体征，皮肤瘀点，脾脏肿大等体征时，实验室检查提示白细胞增高，红细胞沉降率增快、贫血等依据时，亦应当高度怀疑感染性心内膜炎的可能。

4. 预防和治疗

（1）预防：由于感染性心内膜炎的预后很差，预防其发生尤为重要。对于患者术前存在有潜在的感染源的病灶都应该给予积极的治疗，如皮肤毛囊炎、口腔牙齿的感染、鼻窦炎及扁桃体炎等。术前可根据患者的具体情况，采用预防性抗感染治疗，尤其是对于心脏瓣膜替换的患者。

手术期间，应当严格执行无菌操作，净化手术室空气，对手术器械、各种心脏插管、人工心肺机循环管道和氧合器要严格地消毒。对于置入心内的人工瓣膜、人工织物、人造血管等必须在有效的灭菌期内使用。

术后 ICU 监护治疗期间，应当严格无菌操作，如果病情允许，尽早拔除各种有创性动、静脉插管，避免医源性感染的发生。

（2）治疗：心脏术后感染性心内膜炎，无论发生在术后早期或晚期，都是一种严重威胁患者生命的术后并发症。根据致病菌的不同合理选用高效抗生素是治疗的重要措施之一，此外，如果药物治疗无效或者出现病情变化，应当采用手术治疗。

抗感染药物治疗是感染性心内膜炎首选的治疗方法，应根据血培养的结果，根据致病菌的生物学特征和药物敏感试验结果合理地选择高效抗生素，抗生素应用要强调一"早"，即尽早开始治疗，二"足"，即用足够剂量和足够的疗程。

对于术后早期发生的感染性心内膜炎，如致病菌为革兰阳性球菌，应当首选青霉素或者头孢菌素等杀菌类抗生素，青霉素需大剂量，间歇性静脉给药，每天剂量可应用至 1 000 万 ~ 1 200 万单位，必要时可增至 3 000 万 ~ 5 000 万单位，维持血药浓度为体外灭菌效价的 4 倍以上，疗程为 4 ~ 6 周。头孢菌素类抗生素对金黄色葡萄球菌感染引起的心内膜炎治疗效果较好，头孢曲松 2 ~ 4g，静脉滴注。对革兰阴性杆菌感染则应选用广谱头孢菌素及氨基苷类抗生素，头孢唑林 6 ~ 8g，奈特 4 ~ 6mg/kg 每日静脉注射。对于绿脓杆菌感染或严重耐药菌株，可采用广谱头孢菌素头孢噻甲羧肟 4 ~ 6g，分次静滴，或万古霉素，每日 1 ~ 2g，静脉滴注，应用期间需注意药物的。肾毒性及耳毒性。如为厌氧菌感染，则静脉滴注甲硝唑 250mg，每日 2 ~ 3 次。如果血培养阴性，可根据导致患者发病的可能原因及致病菌，合理选择广谱抗生素。值得强调的是，不应当一味等待血培养的结果而延误治疗，影响高效抗生素的选用。

尽管有效的药物治疗可以消除菌血症、毒血症，但是，由于一些致病菌往往深藏于赘生物中，药物很难完全将其清除及杀灭，所以，治疗一旦停止，致病菌可重新增殖入血。因此，抗感染治疗应当维持足够的疗程（4 ~ 6 周以上）以维持长时间的较高的血药浓度才能使得抗生素有效地渗入赘生物内，达到有效的杀菌或抑菌作用。

对于真菌感染性心内膜炎，单纯使用抗生素保守治疗其死亡率很高。因此，常采用抗感染和瓣膜替换相结合的治疗方法。药物治疗一般采用二性霉素，初始剂量为每日 0.1mg/kg，静脉滴注，以后逐渐增加至每日 1mg/kg。为减轻药物反应，可加入氢化可的松 25mg。治疗期间应当注意肾功能的变化，避免药物对。肾脏的损害。如果对两性霉素治疗无效或者发生严重反应者，可改用 5 – 氟胞嘧啶（flucy-tosine，5 – FU），100 ~ 200mg/kg，口服，每日 3 次，对念珠菌、隐球菌均有效，该药有肾脏损害作用，而且容易产生耐药性，在治疗期间应予以重视。

除了上述抗感染治疗以外，还需积极采取对症和支持治疗，如降温，镇静，维持水、电解质平衡，纠正贫血，并且根据心脏功能的变化给予强心、利尿等治疗。

如果保守治疗无效，感染未能控制，治疗期间出现周围血管或大动脉的栓塞，或者出现进行性心力衰竭者，应当果断地考虑手术治疗。

再次手术的目的，要尽可能的清除所有的感染组织。对于已经感染的心脏瓣膜，应给予完全切除，清除瓣环周围的脓肿和缝线等异物，彻底清除感染灶。在清除脓肿时，对于深入室间隔的脓肿要注意切勿损伤心脏传导束，以防止术后的传导阻滞的发生。一般情况下，对于主动脉瓣替换术后感染性心内膜炎，由于感染的瓣环组织水肿，质地较脆弱，难以牢靠的承受缝合，因此，应根据瓣环实际的测量值，在主动脉根部重新选择平面替换新的心脏瓣膜，恢复瓣膜功能。其次，修补感染所致的室间隔穿孔、主动脉瘤等并发症。

四、心包切开综合征

心脏手术后，机体对创伤的反应消退后重新出现的一种特异性反应称之为心包切开综合征，有学者称之为体外循环后综合征。该综合征的发生率约占心脏手术的 20% ~ 30%，其中，儿童和青年手术患者的发生率较高。该综合征有复发的趋势，可在术后数月内反复发作。

（一）病因

心包切开综合征的发生的原因与创伤引起的心包腔的残留积血有密切关系。亦有研究表明，心包切开综合征可能与心包积血所导致自身免疫功能异常有关，其理由是约有 30% 的患者的血清中心肌反应性抗体滴度升高。

此外，也有学者认为该综合征其发病原因可能与病毒感染有关。

（二）诊断

1. 临床表现　心包切开综合征多发生在术后 2～4 周，常在术后创伤反应性发热下降后再次出现体温升高，体温可波动在 38～39℃之间，个别患者可高达 40℃，体温一般在 1～2 周内消退；患者可出现有胸骨后不适、疼痛，深呼吸或者咳嗽时疼痛加重，还可出现肌肉和关节疼痛。

约 30% 的患者在体格检查时可闻及心包摩擦音，心脏浊音界扩大，心尖搏动减弱，可有心包积液或胸腔积液征。少数病情严重的患者可发生心脏压塞以及右心功能不全的体征。

2. 实验室及辅助检查　血液常规检查提示白细胞计数增加，但中性粒细胞分类计数基本正常，红细胞沉降率及 C 反应蛋白滴度增高；血清中心肌反应性抗体滴度增加；X 线摄片可见心影扩大或伴有胸腔积液征；心电图提示 QRS 波低电压趋势或者 ST 段下降，或有室上性心律失常；B 型超声波检查可发现心包腔或胸腔积液。而心包以及胸腔积液的性状多为浆液性或浆液血性，其中蛋白的含量较高。

该综合征的临床诊断往往缺乏特异性，其诊断的成立必须在排除其他术后并发症的基础上才能确定。应当和术后感染性心内膜炎、肺部感染、肺不张、心力衰竭以及术后的风湿热复发等并发症进行鉴别诊断。

（三）治疗

对于症状较轻的患者，仅需对症处理，多可自行恢复。如果患者有发热、心包积液，应当限制患者活动，应用非类固醇类抗炎类药物，如吲哚美辛 25mg，口服，每日 2～3 次，待体温正常、心包积液吸收症状改善后逐渐停药。如果上述药物治疗疗效不佳，也可应用激素类药物，如口服泼尼松 5～10mg，每日 2～3 次，直至症状缓解。

如果检查发现有心包积液、单侧或双侧胸腔积液，可应用利尿药物，促进心包及胸腔积液的消除和吸收，如氢氯噻嗪 25mg，口服，每日 2～3 次，或者呋塞米 20mg，静脉注射，每日 1～2 次。对于大量心包或胸腔积液者，可在 B 型超声波的定位下施行心包腔、胸腔穿刺，对于积液量较多而穿刺治疗难以奏效者，可放置胸腔闭式引流或施行心包开窗引流术，缓解积液对肺以及对心脏的压迫以便缓解症状。

（张玉龙）

第二节　术后系统并发症

一、呼吸系统并发症

呼吸系统并发症是体外循环心脏手术后最为常见的系统并发症，常见有气胸、胸腔积液、肺不张和肺部感染、急性呼吸衰竭，肺动脉高压危象等。其中，急性呼吸衰竭、肺动脉高压危象等较为凶险，如诊断及处理不及时，常可导致严重后果，影响手术疗效，严重者可危及患者生命。

（一）气胸

1. 病因　采用胸骨正中径路切口实施心脏手术时，有可能损伤两侧胸膜，其中右侧胸膜的损伤较为多见，如果空气进入胸膜腔而术中未能及时发现，可出现术后气胸。

术后呼吸机使用不当，例如，对术前有慢性阻塞性肺部疾患，已存在肺大疱的患者，如机械辅助呼吸时气道压力过高、过度通气，可导致肺大疱的破裂而引起张力性气胸。

2. 诊断　小量气胸可无明显症状，但如果气体量或者胸腔张力较大时，患者可发生明显的呼吸困难、气急、胸痛、烦躁不安、缺氧、血压降低及心律失常等。

体检发现患侧胸廓饱满，叩鼓音，呼吸音减弱。在大量气胸和张力性气胸，胸腔大量积气以及张力性气胸时可出现纵隔移位，可见气管向健侧移位的征象。X 线胸部摄片及 CT 检查可明确气胸的诊断。

3. 预防和治疗　术中对于较小的胸膜损伤可采用破口的直接缝合，而对于较大的胸膜损伤应当扩大胸膜破口，并且在损伤侧胸腔放置闭式引流管。对于需要术后机械呼吸辅助的患者，应当根据患者的具体情况，合理应用呼吸机辅助呼吸，因人而异地制定呼吸机的调整参数。

对于术后小量气胸，可暂不处理，待其自行吸收。如果气体较多或者发生张力性气胸而患者呼吸困难较为严重时，应立即施行胸腔闭式引流。如效果不佳，必要时应采用剖胸手术，修补漏气的肺组织。

（二）肺不张

心脏手术后的肺不张较为常见，其中，儿童患者的发生率较高。肺不张的主要的病理改变为支气管的阻塞导致其远端肺泡的气体被吸收，肺泡闭合或萎陷。由于不张局部的肺组织无气体交换，引起该部分肺组织的静脉血掺杂，可影响肺泡的气体交换而发生低氧血症。从病理生理学角度，肺不张的范围越大，对呼吸功能的影响也越严重。严重的肺不张不仅降低患者的呼吸功能而导致缺氧，而且还可能对循环功能产生不利的影响。

1. 病因　体外循环期间阻断主动脉时肺脏无灌注亦无换气，肺泡表面活性物质生成减少，耗竭增加，常常出现肺萎陷。

心脏手术后由于支气管内分泌物较多，或术后不适当地应用镇痛剂抑制了患者的咳嗽反射，影响了呼吸道黏膜上皮纤毛的运动，或因术后胸部手术切口疼痛而限制了呼吸和排痰，痰液阻塞了支气管而影响通气功能，导致肺不张的发生。术后呼吸支持期间，低通气常可导致肺不张；此外，分泌物较多而抽吸不当，或术后胸腔积液、呼吸浅表、咳嗽无力影响痰液的咳出亦可导致肺不张。

左向左分流先天性心脏病患者常常发生左下叶不张，其可能的原因是左心室增大压迫左肺下叶基底段血管或支气管所致。

2. 诊断

（1）临床表现：肺不张多发生于术后呼吸支持停止后早期的 24~72 小时。患者的临床表现与肺不张的大小、范围有密切的关系。常有咳嗽、咳痰、烦躁不安、呼吸浅表、气急、心率加快，发热等症状。如果肺不张的范围较大（肺叶不张），且持续时间较长，患者可表现为口唇发绀、呼吸窘迫、血压下降甚至发生昏迷。

体检发现患侧呼吸音明显减弱，可闻及胸膜摩擦音，大范围肺不张者可出现纵隔向患侧移位的体征。

（2）实验室及辅助检查：胸部 X 线或者 CT 检查，可见患侧肺野内呈倒三角形态的大片致密影，肺不张可发生于某一肺段、肺叶甚至一侧全肺。此外，还可见纵隔（气管）向患侧移位，患侧膈肌升高等异常 X 线征象。

3. 预防和治疗　加强术后呼吸道管理是预防和治疗肺不张的有力措施。术后有效的咳嗽排痰、雾化吸入，应用化痰药物以及支气管扩张剂均有助于防止肺不张或促进肺的复张。对于气道内痰液较多，咳出困难者，如果上述方法难以奏效，可用鼻导管吸除呼吸道的分泌物并且刺激患者咳嗽促使肺复张。对于重症患者，必要时可在纤维支气管镜下吸除呼吸道的分泌物，如果气道分泌物过多且黏稠，严重影响呼吸功能者，应施行气管插管，吸除气道内的痰液，然后连接呼吸气囊，挤压使得不张的肺有效地复张。也可施行气管切开以利痰液的排除并且保持呼吸道的通畅。此外，应根据病情以及患者痰培养的结果，合理选用抗生素以预防和控制肺部的感染。

（三）术后急性呼吸功能衰竭

体外循环心内直视手术后急性呼吸功能衰竭是较为常见的严重的呼吸系统并发症，近年来随着对呼吸衰竭病理生理认识的深入，以及体外循环和呼吸支持技术上的不断进步，急性呼吸衰竭的发生率已经大为降低。但在一些术前并发严重肺动脉高压及心功能不全的患者，术后急性呼吸功能衰竭的发生率仍然较高，如果术后处理不当常常危及患者生命。

1. 病因及病理　体外循环期间，肺毛细血管内皮细胞受损而通透性增加，容易产生肺间质性水肿；体外循环转流过程中的血细胞碎片，分解蛋白产物的凝集颗粒及微栓，进入肺循环过滤后，可阻塞肺微循环；术中左房压增加而未进行有效的减压以及肺动脉气体栓塞等均可导致心脏复律后肺通气/血流比例（V/Q）的失调，静态肺顺应性下降约 10%，呼吸道阻力可增加 20%~25%，肺内分流增加，肺泡-动脉氧分压差增大。

术后心功能不全时，左房压和肺静脉、毛细血管静压上升，促使体液渗入肺泡间隙，而肺顺应性的下降影响了氧的弥散，严重者可引起气道和肺泡内出现蛋白性或血性渗出液，进一步影响气体的弥散，肺表面活性物质的耗竭可引起肺萎陷和肺不张，增加肺内分流，最终导致通气/血流比例（V/Q）失调而发生呼吸衰竭。

手术创伤对肺脏和胸膜的刺激，术中的膈神经损伤以及术后手术切口疼痛可影响术后的咳嗽排痰，胸壁活动受到限制；某些机械因素如气胸、血胸、腹腔积液、胸带束缚过紧均可影响肺及胸廓的顺应性而导致通气量不足。术后吸痰不当或长期卧床可导致肺下部毛细血管流体静压增高，出现小气道和肺泡内渗出，上述因素均可影响呼吸功能，患者的潮气量和肺活量可较术前下降约50%。

术前存在心脏功能不全的患者，如先天性心脏病左向右分流可引起的肺充血，并发肺动脉高压的患者术前则可能已经并发呼吸功能不全。法洛四联症患者，由于右室流出道狭窄或者肺动脉缺如常并发支气管动脉侧支循环大量增加，术后右室流出道疏通后肺血流量的突然增加及左心室发育不全等常可诱发急性肺水肿而导致呼吸功能不全。

此外，其他因素也可影响术后呼吸功能，如高龄患者呼吸功能储备不足；肥胖患者术后产生的通气不足；长期吸烟的患者，其慢性刺激可使得气道内分泌物增多，影响气体交换，并可引起肺不张而增加肺内分流，降低肺的氧合。麻醉药物可抑制呼吸，抑制呼吸道黏膜纤毛上皮的功能。氨基糖苷类抗生素及多肽类药物可产生呼吸肌的松弛无力，该类药物包括链霉素、卡那霉素、庆大霉素、林可霉素以及多黏霉素等。以上诸多因素均可影响术后的呼吸功能，导致患者呼吸功能衰竭的发生。

体外循环术后呼吸衰竭时，肺组织病理检查可见肺组织间隙水肿，肺毛细血管淤血，毛细血管内皮细胞肿胀，局部管腔内微栓形成。此外，还可见局限性肺不张，肺泡内出血并可有玻璃样膜形成等病理改变。

2. 诊断

（1）临床表现：急性呼吸衰竭多发生在体外循环术后早期，可出现在拔除气管插管后的数小时或在术后数天内发生。其主要的临床表现为低氧血症、高碳酸血症以及由此引起的呼吸困难、低血压和缺氧的症候群。

由于呼吸道阻力增大，肺顺应性降低，可使得呼吸做功增加及肺储备功能减少，患者可出现严重的呼吸困难、气促、呼吸浅表、鼻翼扇动、出汗、口唇及四肢末梢发绀。此外，病情严重者可导致血流动力学紊乱，如心率加快、血压下降。由于组织和重要脏器的严重缺氧、二氧化碳潴留，患者常出现头痛、烦躁不安，如果$PaCO_2$大于80mmHg，患者可出现神志淡漠甚至昏迷。肺部听诊可在肺底部闻及湿啰音或捻发音。

病情严重者还可导致肺部和全身感染并且出现全身感染中毒症状。

（2）实验室及辅助检查：血气分析和X线胸片是诊断呼吸衰竭的主要方法，尤其对于病变早期。

血气分析显示$PaO_2 < 60mmHg$，$PaCO_2 > 50mmHg$。肺功能测定显示，潮气量小于3ml/kg，肺活量小于15ml/kg，肺顺应性小于$20ml/cmH_2O$。如果供氧浓度低于40%时，而动脉氧分压低于60mmHg时，即便临床症状不典型亦应当确定诊断，切勿延误时机，导致严重后果。

急性呼吸衰竭时，X线胸片显示肺野内斑片状模糊阴影。

3. 预防和治疗

（1）预防：术前应当戒烟，控制和治疗呼吸道的感染，加强对患者咳嗽及排痰的训练，积极纠正心功能不全，对并发肺动脉高压的患者应给予吸氧及血管扩张剂，降低肺动脉压力，减轻右心负荷。

术中应十分重视心肌保护，尽可能地缩短体外循环转流时间，应用膜式氧合器及微栓过滤器，循环阻断期间应注意静态膨肺。

术后监护治疗期间，应正确使用辅助呼吸支持，避免长时间吸入高浓度氧。此外，要加强呼吸道的管理，选用雾化吸入及化痰药物，强化咳嗽训练，拍背辅助排痰以及体位引流以保持呼吸道的通畅。控制晶体溶液的补液量，防止肺水肿的发生。术后应积极预防感染的发生，注意防止污染和交叉感染，对于各种器械和管道应当严格消毒，注意患者的口腔护理。

（2）治疗：术后加强机械辅助通气，增加通气量改善组织供氧，维持良好的氧合，促进 CO_2 的排出，防止肺部感染是防治急性呼吸衰竭的重要治疗措施。

对术后早期出现的呼吸衰竭，在明确诊断的同时，应严密观察其临床征象的变化，根据具体情况合理的延长呼吸支持时间；对已拔除气管插管的患者，如果出现呼吸困难、烦躁不安、出汗、呼吸道痰液潴留以及 PaO_2 下降者，应再次气管插管行机械辅助呼吸。对于氧合作用不佳，PaO_2 小于 70mmHg，可采用呼气末正压通气（PEEP）模式，以增加肺的功能残气量而改善肺的顺应性，减少肺内分流，提高动脉血氧含量。在应用 PEEP 期间，应当根据血气分析的测定结果，调整至最佳的压力值（小于 $15cmH_2O$），并且密切观察可能对血压和心排量的影响并进行适当的调整。对于长期机械辅助呼吸的患者，在治疗过程中应避免吸入高浓度的氧，防止氧中毒的发生，同时，纠正酸碱失衡及电解质紊乱。

术后急性肺水肿所导致的急性呼吸衰竭，需严格限制晶体液的输入量，并且应用利尿剂增加尿量，消除肺间质水肿，降低肺毛细血管的流体静压。补充白蛋白可增加血浆胶体渗透压，促进肺间质潴留液体的吸收，改善气体的弥散功能。

在急性呼吸衰竭的早期可给予肾上腺皮质激素（地塞米松），以减轻炎症反应，抑制花生四烯酸的合成，防止肺毛细血管内白细胞的黏着和溶菌酶的释放，减轻肺微循环的改变。

应用血管扩张剂，如：巯甲基丙脯酸、硝酸甘油、前列腺素 E 以及一氧化氮（NO）的吸入等均可有效地扩张肺血管，减少肺循环阻力，这对术后并发肺动脉高压的患者尤为重要，可减少肺部并发症，降低术后呼吸功能衰竭的发生率。

感染是呼吸衰竭的最为常见的并发症，对于已经出现肺部感染的患者，应根据痰培养和药物敏感试验的结果合理选用抗生素，控制感染。对于革兰阳性球菌，可选用青霉素、头孢菌素类药物；对于革兰阴性杆菌，应用氨基糖苷类抗生素；如果致病菌为绿脓杆菌，可采用抗菌谱广，疗效高的头孢菌素，如头孢他啶等，疗效较好。

（四）术后肺动脉高压危象

肺动脉高压危象是心脏手术后严重并发症之一，术前并发肺动脉高压的患者术后更加容易发生肺动脉高压危象。当发生严重的肺动脉高压危象时，肺动脉压可超过体循环动脉压力，由于中心静脉压的升高和左房压的下降，动脉血压可突然降低，如果诊断和处理不当，可导致患者死亡。

1. 病因　体外循环心脏手术期间，由于血液与人工材料的接触，在肺再灌注时可增加肺血管内白细胞的聚集，激活补体系统，释放血管活性物质，致使肺血管收缩，如：组胺、5 - 羟色胺、缓激肽、P 物质、血栓烷（thromboxane A_2，TXA_2）和内皮素（endothelin，ET）等。此外，再灌注后氧自由基的释放可损伤肺毛细血管内皮细胞，致使毛细血管通透性增加，肺间质水肿，肺血管阻力增大，肺动脉压力升高而导致肺动脉高压危象的发生。

术中微栓可阻塞肺毛细血管，使得肺血管阻力增加，肺动脉压力升高。术中鱼精蛋白过敏可激活经典补体激活途径，使血液中肥大细胞和嗜碱性粒细胞脱颗粒并释放化学介质，导致外周血管扩张、血压下降，而肺动脉压则持续上升，气道阻力增加。

术后严重的低氧血症，代谢性酸中毒、大剂量应用儿茶酚胺类药物，如肾上腺素、多巴胺等都可能引起肺血管收缩导致肺动脉压力的升高。

对于术前并发肺动脉高压、肺动脉栓塞的心脏病患者，术后发生肺动脉高压危象的概率明显增加。

2. 诊断

（1）临床表现：缺氧为常见的临床表现，常常伴有支气管痉挛、气道阻力增加。患者可出现气急、烦躁不安、出汗、口唇发绀；肺动脉高压危象可导致右心功能的不全，而右心功能不全可继发引起心排量降低，动脉血压下降。

（2）实验室及辅助检查：术后 Swan - Ganz 导管监测可提示肺动脉压力 > 30mmHg，肺动脉平均压 > 22mmHg，或肺毛细血管楔压 > 12mmHg 及肺血管阻力 > 300dyn/（s·cm）（3.5Wood 单位），这对于明确诊断具有重要意义。

血气分析显示 PaO_2 和 SaO_2 降低。

3. 预防和治疗

（1）预防：术中选用膜式氧合器、微栓过滤器及白细胞过滤器，循环阻断期间静态膨肺以减少肺毛细血管内的血液淤滞和微小肺不张。术中应注意有效的左心减压，防止左房过度充盈膨胀。对于鱼精蛋白过敏者，可选择性地经动脉途径注入鱼精蛋白，并在鱼精蛋白使用前静脉给予地塞米松。体外循环开始和复温时，应用 α-受体阻滞剂对于预防术后肺动脉高压有一定的疗效。

（2）治疗：对于术后早期肺动脉压力的升高，首先给予充分镇静，异丙酚 0.3~4mg/（kg·h）静脉注射，防止患者躁动；在术后监护期间，要避免长期平卧，减少增大的左心室对左肺下叶的压迫，防止发生肺不张。

术后呼吸支持十分重要，应合理地调整辅助呼吸的通气量、呼吸频率和吸氧浓度。呼吸频率常因年龄而异，潮气量为 10~15ml/kg；在术后 12~24 小时，应给予高浓度氧吸入，维持 $PaO_2>120mmHg$，$PaCO_2<25mmHg$。采用呼气末正压通气（PEEP）是一种有效的治疗措施，PEEP 可以促使肺复张，增加功能残气量，改善肺顺应性、减少肺内分流，从而提高 PaO_2。常用的 PEEP 压力从 5~6cmH$_2$O 开始，逐渐增加，每次增加 2~3cmH$_2$O，直至 PaO_2 有所改善。但是应当指出，如果 PEEP 大于 15cmH$_2$O，随着 PEEP 的增加，肺血管阻力将相应增加，肺生理无效腔增大，顺应性降低，心排血量也随之降低。因此，在应用 PEEP 期间应当予以重视，防止对心脏及循环功能的影响。至于辅助呼吸支持的时间，根据临床研究结果，术后肺动脉平均压越高，呼吸支持的时间越需延长。

限制晶体液的输入，防止发生肺水肿，静脉应用肾上腺皮质激素，可预防肺毛细血管通透性的增加，并防止白细胞的黏附以及溶酶体的破坏。

为了降低拟交感神经药物对肺血管的影响，应尽量减少 α-受体兴奋药物的用量，尽早应用肺血管扩张药物，减轻右心后负荷，对治疗肺动脉高压危象有重要的临床价值。应用 β-受体兴奋剂异丙肾上腺 0.01~0.1μg/（kg·min）静脉滴注可扩张肺小血管。此外，血管扩张药物，如硝酸甘油、硝普钠及前列腺素 E$_1$ 等均可降低肺血管压力。其中，硝酸甘油的用量为 2μg/（kg·min），静脉滴注。前列腺素 E$_1$ 在肺循环中代谢，能产生选择性的肺血管扩张作用，降低肺动脉压力的效果较好，常用剂量为 0.01~0.15μg/（kg·min），静脉滴注，在控制症状后，维持静脉用药，待病情稳定 24 小时后再逐渐停药。应当指出的是，前列腺素 E$_1$ 的作用强度是剂量依赖性的，当超过一定浓度时，肺血管内皮不能完全清除之，将可能引起动脉血压下降，在应用该药时应当给予注意。经过上述治疗后可明显减少阵发性肺血管阻力的增加，预防肺动脉高压危象的发生。

一氧化氮（nitric oxide，NO）吸入是近年临床上应用于治疗肺动脉高压的有效方法之一。NO 是一种小分子无机化合物，有极强的脂溶性，其生物半衰期仅数秒钟。作为内皮衍生舒张因子（endothelium-derived relaxing factor，EDRF），NO 是一种特异性的肺血管舒张剂。

NO 吸入后，由肺泡迅速扩散到肺血管的肌层，进入肺血管平滑肌细胞内的 NO 可激活可溶性鸟苷酸环化酶（GMP）的亚铁原卟啉上的铁离子，NO 与铁离子结合形成 NO-Hemo-GT 复合物，促进 GTP 生成 cGMP，刺激依赖 cGMP 的蛋白激酶，调节磷酸乙脂酸和离子通道，导致平滑肌舒张。因此，NO 具有良好的松弛血管平滑肌的作用。NO 可选择性地作用于肺血管，减少肺血管阻力，降低肺动脉压，提高肺血流量，改善肺的通气/血流（V/Q）比例。由于血红蛋白能迅速灭活 NO，故 NO 对外周血管阻力的影响很小。

低浓度吸入 NO 可有效地治疗先天性心脏病围术期的肺动脉高压。对于并发肺动脉高压的先天性心脏病患者，术前吸入低浓度 NO 可确定肺血管的扩张能力，术中吸入则有助于患者脱离体外循环，而术后吸入可有效地降低右心后负荷，改善心脏功能。杨小慧等观察了 12 例先天性心脏病并发重度肺动脉高压患者术后第 1 天、第 2 天吸入 NO 治疗术后肺动脉高压的效果。结果表明，吸入 NO 浓度 20~50ppm（38.3±11.7ppm）（1ppm = 1×10^{-6}），30 分钟后肺动脉平均压由 7.3±2.4kPa 降为 5.6±1.8kPa，肺动脉压下降38.4%，肺动脉压/体动脉压比值由 0.8±0.4kPa 降至 0.6±0.3kPa，治疗期间，血气 PaO_2，PvO_2，CaO_2 均有上升，血压、心率、左右房压、心排血量无明显变化。徐卓明等对 31 例心脏病并发重度肺动脉高压患者给予不同浓度 10~80ppm NO（22.4±16.7ppm），吸入后，肺循环指标 MPAP、PVRI、TPG、Pp/Ps、Rp/Rs 分别降低了 34.8%、34.2%、38.9%、45%、41.3%，明显降低了肺血管压力，改善了动脉血的氧合。

对于获得性心脏病并发有肺动脉高压的患者，吸入 NO 治疗其围术期肺动脉高压也得到临床的肯定。张东亚等报道 15 例风湿性心脏病二尖瓣狭窄并发肺动脉高压患者术前和术后吸入 40ppm NO 后对血流动力学的影响。结果表明，NO 吸入后肺动脉收缩压、舒张压、平均压和肺血管阻力，在体外循环前、后均明显降低，吸入 NO 治疗前、后肺毛细血管楔压无明显改变，而心排血量在体外循环前从 2.6L/min 增加到 3.2L/min；体外循环后从 4.4L/min 增加到 4.9L/min。Girard 等报道 6 例二尖瓣替换术后伴有肺动脉高压患者吸入 40×10^{-6} 浓度的 NO，平均肺动脉压（MPAP）从 41.3mmHg 降至 37.5mmHg，对体循环血压和循环阻力无明显影响。

Fuller 等观察 20 例冠状动脉旁路术患者后吸入 20×10^{-6} NO，10 分钟后 MPAP 从 29.3±0.8mmHg 降至 22±6.8mmHg。另外，NO 的吸入可有效地减少心脏移植术后移植心脏的右心功能不全，提高心脏移植手术的成功率。Luca 等的临床经验表明，MPAP 的降幅与 NO 的吸入浓度呈正相关，长期吸入 $2 \times 10^{-6} \sim 20 \times 10^{-6}$ 的 NO 可以有效地降低 MPAP 并提高动脉血氧分压。

NO 的常用吸入浓度为 40~80ppm，应当注意吸入浓度的个体化。吸入 NO 的主要治疗目的是降低肺动脉压，改善肺的氧合，纠正缺氧。在吸入 NO 期间，应严密监测肺动脉压、肺血管阻力及肺氧合功能的变化，采用脉搏氧饱和度监测或血气分析判断 NO 的治疗效果。

应当指出，NO 是一种极不稳定的气体，它与氧接触后能被氧化成为 NO_2，而后者可转化为亚硝酸盐和硝酸，可直接对肺造成损害，导致吸入性肺水肿、酸性肺炎甚至死亡。此外，NO 与血红蛋白的亲和力极强（为一氧化碳的 1 500 倍），吸收入血的 NO 与血红蛋白结合可生成高铁血红蛋白（MetHb），小剂量 NO 的吸入一般不会引起高铁血红蛋白血症，但长时间吸入 NO 则有导致高铁血红蛋白血症的危险。在临床应用期间，应尽可能使用最低有效浓度的 NO，避免 NO 吸入后的不良反应。

此外，心脏术后肺动脉高压危象患者肺部感染的发生率较之一般心脏病患者明显增加，而肺部感染又可加重通气/血流（V/Q）比例的失调，造成低氧血症甚至呼吸衰竭，因此，应当采用有效的抗感染治疗防治肺部感染。

二、低心排量综合征

正常生理状态下，成人心脏指数（CI）的范围在 2.5~4.5L/（min·m²），当 CI 小于 2.5L/（min·m²），并且出现重要脏器灌注不足、周围血管收缩、血压下降，尿量减少等征象时称之为低心排量综合征（low cardiac output syndrome，LCOS）。低心排量综合征是体外循环心内直视手术后一种常见的严重并发症，如诊断不及时或者治疗不当，预后较差。

（一）病因

术前心功能不全，肺动脉高压，左心室发育不良；体外循环手术术中长时间地阻断主动脉、心室纤颤及冠状动脉气栓所造成的心肌缺血缺氧；术中心脏切口局部的过度牵拉、局部温度偏高等物理性损伤可影响术后心肌的收缩功能；术中心肌保护不佳，心脏手术创伤过重，心内畸形矫治不彻底，如室间隔缺损修补遗有残余分流，右室流出道疏通不佳，肥厚心肌组织切除过多，瓣膜替换术后瓣周漏等均可导致术后低心排量综合征的发生。

术中和术后的缺氧，如肺血管栓塞、急性肺水肿、气道痰液潴留、严重肺不张及呼吸肌麻痹所引起的呼吸功能衰竭，脱水、电解质紊乱及严重的酸碱失衡等诱因均可加重心肌收缩功能不全；血管活性药物特别是 α-受体兴奋剂的应用不当等因素所导致的外周循环阻力升高，常可加重左心室阻力负荷。而一些对心脏有明显抑制作用药物的应用不当也可影响心脏的收缩功能。

严重的心律失常，如室上性心动过速、频发室性期前收缩、室性心动过速以及手术创伤所引起的Ⅲ度房室传导阻滞也都可导致心排量的减少，从而引起低心排综合征的发生。

心脏手术后循环血容量不足是造成低心排血量综合征的重要原因。而造成低血容量的原因往往是多方面的。术后早期心功能尚未完全恢复，心脏排血量较少而致使左房压和中心静脉压升高，但是随着心功能的改善，心脏排血量逐渐增加，此时如果未能及时补充血容量则可造成心室充盈不足而使得心排量下降。术后出血较多血容量不足，又未能及时给予补充，利尿和脱水过量，不适当地应用血管扩张药物使周围血管扩张等因素均可导致循环血容量不足而引起低心排量综合征的发生。

术后的心脏压塞常限制心室的舒张而造成静脉回心血量的减少，右心室流出道、肺动脉等处受压后，可导致右心室阻力负荷加重，如此可继发性地引起左心室容量负荷不足也可造成低心排综合征。

（二）诊断

1. 临床表现　患者常表现为烦躁不安，或神志淡漠，呼吸急促，心率增快，脉搏细数，动脉血压下降、脉压缩小、四肢湿冷、苍白，进行性周围性发绀，由于散热不佳，中心体温和外周温度常相差 $4 \sim 6 ℃$，并且出现少尿等组织灌注不足及缺氧的临床征象。

2. 实验室及辅助检查　低心排量综合征其主要血流动力学改变为：动脉收缩压 $<80 mmHg$，脉压 $<20 mmHg$，中心静脉压（CVP）$>15 \sim 17 cmH_2O$，肺毛细血管嵌压（PAWP）$>20 mmHg$，心脏指数（CI）$<2.0 L / (min \cdot m^2)$，周围血管阻力 $>1\ 800 dyn / (s \cdot m)$。

血气分析显示动脉氧分压（PaO_2）降低，动 - 静脉氧分压差增大；尿量 $<0.5 ml/(kg \cdot h)$，且连续 2h 以上，以及并发有代谢性酸中毒等。

从临床角度，低心排量综合征诊断并不困难，但是对于致病原因的鉴别诊断则更为重要。例如，中心静脉压（CVP）和左房压（LAP）在血容量不足时可降低，但在心功能不全或者心脏压塞时则可升高。体外循环早期，心功能尚未完全恢复，CVP 和 LAP 可能较高，但是随着心室功能的改善，体液的重新分布以及尿量的增加，CVP 和 LAP 可逐渐降低。外周温度和中心温度（直肠温度）的差别，常能正确地反映血管收缩和周围组织的灌注情况。

（三）治疗

低心排量综合征的治疗必须尽早实施，因为随着病程的延续，重要脏器较长时间的灌注不足将导致严重的后果。在治疗过程中，应持续的监测并严密追踪血流动力学的变化趋势，重点突出的对心率、心律失常、前负荷、后负荷及心肌收缩力的异常进行有效的治疗。

1. 一般处理

（1）镇静：通过镇静减少患者因烦躁不安而增加的能量消耗。一般可选用麻醉性镇静药物，如异丙酚、吗啡、哌替啶等，如为血容量不足导致的低心排量综合征，应当慎用镇静药物，因为上述药物可引起血压的下降。在机械辅助呼吸状态下，可适量使用肌松剂，以便抑制严重的躁动或抽搐。

（2）辅助呼吸：由于低心排量综合征一般都发生在术后早期，患者尚需呼吸支持，这将有助于增加通气量，确保氧供及减少因自主呼吸做功所增加的氧耗。如果患者低心排诊断较为明确，则应延长呼吸支持时间，确保组织氧供。

（3）纠正内稳态失衡：低心排量综合征造成组织的低灌注代谢产物堆积及代谢性酸中毒，均可严重地影响心脏的收缩功能，持续的组织低灌注又妨碍细胞的正常代谢进而加重低心排。因此，必须及时有效地纠正组织酸中毒，维持电解质的平衡。

（4）加强全身支持：体外循环心脏手术后的患者，如果需要较长时间的呼吸支持，不能经口进食，可经颈内静脉插管，给予高静脉营养输入，根据病情，可应用脂肪乳剂，复合氨基酸溶液或输入血浆等。如果患者胃肠道功能尚好，也可口服高能无渣饮食，或者经胃管鼻饲流质饮食以加强全身营养支持。

2. 病因治疗

（1）改善心功能，增加心肌收缩力：对于心肌收缩力的下降，应认真分析其可能的原因。应用正性肌力药物、洋地黄类药物是临床最为常用的强心药物，对于伴有室上性心动过速的患者尤为适用。常用毛花苷 C $0.2 \sim 0.4 mg$ 静脉注射。此外，常用各种儿茶酚胺类药物，如多巴胺 $2 \sim 10 \mu g/(kg \cdot min)$，静脉滴注、多巴酚丁胺有类似多巴胺的正性肌力作用，并且有血管扩张作用，与多巴胺相比，很少引起心律失常及外周阻力增加。常用剂量为 2~10μg/（kg·min）静脉滴注。必要时可应用肾上腺素0.01~0.05μg/（kg·min）。对于心率缓慢或有房室传导阻滞、周围血管或肺血管收缩者，可采用异丙肾上腺素 0.01~0.1μg/（kg·min）静脉滴注。

磷酸二酯酶抑制剂具有很好的正性肌力和血管扩张作用，可以改善顽固性心力衰竭患者的左室功能，维持血流动力学的稳定，并不增加氧耗，对于并发肺动脉高压也有良好的治疗效果。常用剂量为：氨力农（amrinone）0.75μg/kg，稀释后于 5~10 分钟内静脉注射，维持量为 5~10μg（kg·min），静脉滴注，每日总量 <10mg/kg，长期应用可出现血小板减少和肝脏损害等不良反应。米力农（milrinone）是氨力农的衍生物，在同等剂量时，其效价为氨力农的 20 倍。用量为 15~50μg/kg，稀释后静脉注射，维持量为 0.25~0.5μg/（kg·min）。

（2）纠正低血容量调整前负荷：对于循环血容量不足者，应输入新鲜全血、血浆，血浆代用品或白蛋白等，补充循环血容量的不足。在补充血容量期间，应监测中心静脉压（CVP）、左房压（LAP）及尿量。同时应积极纠正水、电解质平衡紊乱。

（3）降低周围血管阻力减轻后负荷：对于外周血管阻力高，四肢末梢循环较差的患者，可应用血管扩张药物。如 α-受体阻滞剂酚妥拉明 1.5~2.0μg/（kg·min）静脉滴注；血管紧张素转化酶抑制剂，卡托普利可产生持续性的动脉扩张作用，常用剂量为 12.5mg，口服，每天 3 次；或硝酸甘油 2μg/（kg·min）静脉滴注。前列腺素 E₁ 能产生选择性的肺血管扩张作用，降低肺动脉压力的效果较好，剂量为 0.01~0.15μg/（kg·min）静脉滴注。在使用中应当注意前列腺素 E₁ 对血压的影响。硝普钠是一种具有较强的扩张动、静脉血管作用的扩血管药物，在补足循环血容量的前提下，硝普钠 0.1~5μg/（kg·min）静脉滴注，使用时注意药物的避光，由于该药容易产生快速耐药和高血压反跳，而且有导致氰化物中毒的可能，其主要表现为严重的酸中毒和动-静脉氧差增大，对于肾功能不全及少尿的患者则易发生硫氰酸盐的蓄积而导致中毒，故应慎用。

（4）辅助循环：如果经多种药物及辅助治疗仍然不能纠正严重低心排的症状，应当考虑采用机械循环辅助的方法维持循环功能，其主要适应证为，不能脱离体外循环者，围术期心源性休克，严重的左、右心力衰竭者。常用的心室辅助方法有左心室辅助（LVAD）及主动脉内球囊反搏（IABP）。IABP 可有效地降低左心室后负荷，提高舒张期冠状动脉灌注压，增加心排量及冠状动脉血流，从而改善全身的组织灌注，改善心脏功能。

三、术后心律失常

心律失常是心脏手术后最为常见的并发症之一。据文献报道，心脏术后心律失常的发生率在 3%~50% 之间。其中，较为常见的心律失常为窦性心动过速，房、室性期前收缩，心房纤颤，室性心动过速及房室传导阻滞等。

如果患者术前并发高血压、冠状动脉供血不足等心血管疾病，围术期在某些病理因素的影响下更容易发生心律失常。

顽固的心律失常可减少心排血量，影响血流动力学的稳定，甚至可发生室颤及心搏骤停等严重后果，因此，正确的诊断和治疗术后心律失常是提高手术疗效的重要环节之一。

（一）病因

1. 术前因素　术前有冠状动脉供血不足，心电图提示有心肌损害或预激综合征，有频发及多源性室性期前收缩或阵发性心动过速，X 线胸片示心脏明显扩大，术前心功能不全或者曾有心力衰竭病史者。

2. 术中因素　体外循环术中麻醉药物用量过大及麻醉药物蓄积均可影响患者的呼吸功能，导致呼吸抑制及缺氧。术中心肌保护不佳、主动脉阻断时间过长所造成的心肌缺血缺氧常导致术后心律失常的发生，例如，如若术中右心保护不完善，心脏复跳后可发生室上性心动过速、房室分离等。术中心脏切口过分牵拉、心脏局部温度过高等物理性损伤过重，心脏复跳后心律失常的发生率明显增加；室间隔缺损修补时缝线或者补片对传导束的牵拉、压迫及局部的水肿可导致一过性的心脏传导障碍，直接损伤心脏传导束则可出现三度完全性房室传导阻滞。

术中心肌缺血导致心肌能量代谢障碍、细胞内酸中毒、细胞水肿，再灌注后，心肌细胞内大量Ca^{2+}堆积，缺血及再灌注后心肌室颤阈值降低等因素均可导致再灌注性心律失常的发生。

3. 术后因素　术后缺氧是导致心律失常最为常见的原因，术后呼吸道分泌物较多未能及时排除，小气道痉挛等因素影响患者的通气功能；术前如有慢性阻塞性肺部疾患，由于手术创伤，术后常常发生肺弥散功能障碍；术后气胸和胸腔积液可影响肺的膨胀而导致缺氧。缺氧可使得血中儿茶酚胺浓度升高，增加心肌的应激性而诱发心律失常。

术后早期因失血、利尿和脱水等因素可造成循环血容量不足、血压不稳及心肌缺血，如果患者术前并发冠状动脉供血不足，术后则容易发生心律失常。术后疼痛及焦虑，血管活性药物应用不当或者应用剂量过大，术后代谢性酸中毒及电解质紊乱，特别是低血钾也是导致心律失常发生的重要原因。

（二）诊断

体外循环心内直视手术后较常见的心律失常有窦性心动过速、窦性心动过缓、阵发性室上性心动过速，心房纤颤、心房扑动，房性、结性及室性期前收缩，室性心动过速和房室分离、房室传导阻滞等。

诊断主要依赖于常规心电图检查，并无特殊困难。

（三）预防和治疗

1. 预防　为预防术中和术后发生严重的心律失常，应当认真做好术前准备。嗜烟者应当戒烟，有慢性支气管炎或慢性阻塞性肺部疾患的患者，应当给予抗感染、解痉、稀释痰液及吸氧等治疗；术前应纠正心力衰竭、贫血、电解质紊乱，如房颤伴有室率增快者，术前应给予洋地黄化，维持心率在80～100次/min。并发高血压、冠状动脉供血不足者应予积极的内科保守治疗。

2. 治疗　在治疗心律失常期间，要针对造成心律失常的病因进行有效的对症治疗，例如，纠正低血钾，补充血容量的不足，保持气道的通畅，纠正低氧血症。对于患者出现的焦虑、烦躁不安，应当给予充分的镇静，减少组织的氧耗。要有效地控制术后高热，要排除某些血管活性药物对窦性心律的影响，合理地应用抗生素防治肺部感染。

只有明确地祛除了导致心律失常的病因，才能有效地治疗术后的心律失常，维持循环功能的稳定。

（1）窦性心动过速：心电图表现为：正常P波，心率大于100次/min，P－R间隙Ⅰ＞0.10秒。对于窦性心动过速的患者，首先应排除缺氧、高热、疼痛和焦虑等诱发因素。如果心率大于120次/min，有低血压或心功能不全，可应用毛花苷C 0.2～0.4mg，静脉注射。如果系血容量不足则应补充血容量。

（2）室上性阵发性心动过速：心电图表现为：心率在150～250次/min，QRS形态正常，节律规整。由于可能为房性或房室交界性阵发性心动过速，此两种有时往往难以区别，一般统称为阵发性室上性心动过速。对于一过性室上性阵发性心动过速，如果心功能良好，应当积极处理可能的诱发因素。如果心率大于160次/min，心律整齐，QRS的形态和时限正常而且血压稳定者，应当严密监测，及时给予处理。对于室上性心动过速持续时间较长者，可用毛花苷C 0.4mg静脉注射，1小时后可再给予0.2mg，一般情况下，成人1天用量为1.0～1.2mg。普罗帕酮首次用量为35mg静脉注射，如无效15分钟后加倍剂量给药，然后1mg/（kg·min）静脉滴注维持；也可用维拉帕米0.075～0.1mg/kg，静脉注射，如果无效，可间隔30分钟重复用药1次，总剂量应小于10mg，注意如有心脏传导阻滞和低血压时应慎用。用药期间，要严密监测血流动力学的变化，防止抗心律失常药物心脏抑制不良反应的发生。

对于室上性心动过速伴有低血压者，可应用甲氧明20mg或去氧肾上腺素5mg稀释后缓慢静脉注射，血压的上升可通过颈动脉窦反射使得心率减慢。

如果术中放置了临时心脏起搏器，可采用超速抑制的方法治疗室上性阵发性心动过速。初始起搏心率应超过自主心率，待心律失常控制后再将起搏心率逐渐减慢。

（3）心房扑动和心房纤颤：心房扑动心电图表现为：P波消失，代之以快速、整齐的大F波，250～350次/min，其房室传导比例可呈2：1，3：1或4：1，如并存隐匿性房室传导时，传导比例可相互变换而使 R – R 间隔不规则。

心房纤颤心电图表现为：P 波消失，代之以快速、大小不等的 f 波，350 次/min 以上，QRS 波群间距绝对不等。

对于心脏复跳后出现的心房颤动，如果血流动力学稳定，术中可采用同步电复律使房颤心律转复为窦性心律。对于术后早期出现的心房颤动，如果心室率超过 100 次/min，可给予洋地黄药物治疗，毛花苷 C 0.4mg，静脉注射，将心室率控制在 70~80 次/min 左右，这对于部分新近发生的心房纤颤者常可转为窦性心律。

对于房扑，如果心室率大于 120 次/min 而血压正常，可应用洋地黄类、β – 受体阻滞剂或者钙通道阻滞剂等抗心律失常药物，可缓慢静脉注射普罗帕酮 35~70mg，而后应用普罗帕酮 210mg 加入 250ml 5% 葡萄糖溶液中缓慢静脉滴注或者改为口服。一般认为，药物对房扑转复的效果不甚理想，药物治疗仅减少房扑的下传比例。如果下传比例为 3∶1，可暂时不处理。药物无效时，可应用同步电复律治疗，体外用能量为 50~100W/s。

（4）室性期前收缩：心电图表现为：提早出现的 QRS 波群，无 P 波，T 波与主波方向相反，QRS 波形态宽大畸形，时间 >0.12 秒，期前收缩后多伴有完全性代偿间隙。

术后偶发的室性期前收缩可不作处理，严密观察，如果室性期前收缩频发（大于 5 次/min）或者期前收缩连续发生，形成二、三联律或出现多源性室性期前收缩，应当给予足够的重视，因为后者容易发生室颤。可采用以下方法处理：维持血流动力学的稳定，确保呼吸道的通畅，保证供氧，防止低血压，纠正导致低氧血症及酸中毒的诱发因素，静脉补充钾盐，使血钾浓度维持在 4.0mmol/L 以上；对于频发的室性期前收缩，可静脉注射利多卡因 1~2mg/kg，如无效，15 分钟后重复给药，心律恢复后，2~4mg/kg 持续静脉滴注，或胺碘酮 0.1~0.2g 口服，每日 3 次。

（5）室性心动过速：室性心动过速是一种严重的心律失常，如果处理不当常可导致室颤或心搏骤停，危及患者生命。其心电图表现为：起源于心室的异常搏动，3 个或 3 个以上连续发生，心室率大于 140 次/min，QRS >0.12 秒、QRS 波形宽大畸形，T 波方向与主波方向相反。

室性心动过速的治疗，应纠正电解质紊乱，维持血钾在正常范围，首选利多卡因静脉注射或滴注，首次剂量 1~2mg/kg，静脉注射，15 分钟可重复给药 2 次，继而 2~4mg/kg 静脉滴注维持；口服美西律可抑制室性心律失常，剂量为 200~300mg，每日 3 次；对于顽固性室性心动过速，胺碘酮、普罗帕酮、普鲁卡因胺及溴苄铵等药物亦可选用。

对于药物治疗疗效不佳的顽固性室性心动过速可采用同步直流电复律治疗，但在低钾或洋地黄中毒时禁用。

（6）窦性心动过缓：心电图表现为：P 波正常，心率 <60 次/min，P – R 间隙 >0.12 秒。如果心率缓慢，低于 45 次/min，而且患者出现心悸、胸闷、头晕等症状，可口服阿托品 0.3mg，每日 3 次，或者阿托品 0.5mg 静脉注射，无效时，可应用异丙肾上腺素 0.05~0.1μg/（kg·min）静脉滴注。治疗期间，停止使用抑制心脏传导和心肌兴奋性的药物，如钾、洋地黄和维拉帕米、胺碘酮类等抗心律失常药物。对于术后较长时间窦性心动过缓并伴有晕厥症状的患者，如果药物治疗无效，可考虑安装人工心脏起搏器。

（7）房室传导阻滞：完全性房室传导阻滞的心电图表现为：P 波与 QRS 波完全无关，两者有各自的规律性，QRS 波宽大畸形，心室率较慢，常小于 40 次/min。

如果心脏复跳后出现三度完全性房室传导阻滞，应在术中放置心外膜起搏导线进行临时心脏起搏，也可静脉应用异丙肾上腺素、肾上腺皮质激素。如果导致传导阻滞的原因是术中心脏传导束的牵拉或局部水肿压迫所致，术后数小时或数日后可逐渐恢复窦性心律。如果系术中损伤心脏传导束所致，应当尽可能地祛除直接损伤的因素，如拆除原室间隔缺损下缘的缝线，重新放置缺损补片。对于药物治疗无效，心率缓慢，血流动力学不稳定或者频繁出现症状的患者，应当放置永久性心脏起搏器，防止术后阿 – 斯综合征的发生。

四、急性肾功能衰竭

心脏手术后急性肾功能衰竭是由于围术期的各种原因致使肾脏排泄功能迅速减退，肾小球滤过功能（肌酐清除率）降低至正常值的50%以下，血尿素氮及肌酐迅速升高并伴有水、电解质紊乱、酸碱失衡和急性尿毒症症状。

随着心脏围术期治疗水平的提高及体外循环技术的不断完善，心脏手术对肾脏的影响已经逐渐减少。但是，如果术前已经存在肾功能损害以及长时间的体外循环，低流量、低压灌注及术后发生低心排等因素均可引起术后肾功能的损害。根据临床分析，心脏术后肾功能衰竭的发生率在1%～20%不等，轻症患者死亡率为25%～35%，而严重的肾功能衰竭者死亡率则高达70%～90%，因此，急性肾功能衰竭是体外循环心内直视手术后的严重并发症之一。

（一）病因

1. 缺血性因素　体外循环非波动性灌注时间过长，低流量、低灌注压均可导致肾血流量降低，肾小球滤过率下降；由于肾素－血管紧张素的作用，使得肾血管阻力升高，肾血流量下降。长时间体外循环转流对肾脏功能是一个危险因素，手术期间，如果平均动脉灌注压低至60mmHg以下，肾脏血流量可减少约50%，如果平均动脉灌注压降低至40mmHg以下，而且持续时间较长，即可发生肾脏缺血和酸中毒。肾脏缺血可导致肾小管上皮细胞肿胀、变性或坏死，出现少尿或无尿，术后肾功能不全的发生率大大增加。

术中微血栓、气栓、脂肪栓子、硅油及异物栓塞均可阻塞肾动脉血管，导致肾脏缺血及急性肾功能损害。大剂量使用血管活性药物（肾上腺素）常引起肾血管的收缩而导致肾缺血从而引起肾小球滤过率降低。

术后血容量不足、脱水、心输出量减少，低心排综合征，充血性心力衰竭，围术期心肌梗死、术后严重的心律失常和心脏压塞也可引起肾血流量减少，肾小球滤过率降低。

胸部大血管手术期间，肾脏常温缺血时间如果大于45分钟以上，而且未对肾脏采取相应的保护措施。术后很容易出现急性肾功能衰竭。

2. 肾毒性因素　抗生素的应用，特别是对肾脏有潜在毒性抗生素的应用均可对术后肾功能产生不良影响。氨基糖苷类、万古霉素和两性霉素对肾脏的毒性较大。磺胺类药物可在肾小管内形成结晶，造成肾小管的阻塞性损害。因毒素的损伤可影响近曲小管，使其丧失了水的重吸收、浓缩尿液和分泌的功能。此外，肾小管的损伤还可导致继发性的肾血管收缩而加重肾脏的缺血。一般认为，如果某种抗生素药物肾脏代谢途径少于15%时，临床使用不受限制。

心脏移植患者术后常规应用的免疫抑制剂环孢素（Cs）对肾脏亦有毒性，此外，前列腺素抑制剂、血管紧张素转化酶抑制剂等药物也可引起肾脏血流动力学自身调节功能的紊乱而导致肾功能的损害。

此外，体外循环、机械瓣膜替换以及输血反应等各种原因所导致的溶血，可引起术后血红蛋白尿，严重者可阻塞肾小管而导致急性肾功能衰竭。

（二）诊断

心脏手术后急性肾功能衰竭的主要临床表现为少尿、电解质紊乱、酸碱平衡失调和氮质血症。

如果尿量少于0.5ml/（kg·h）而且持续2小时以上，在排除血容量不足或者脱水的情况下，要高度警惕急性肾功能衰竭的发生。相比较而言，体外循环心脏术后的急性肾功能衰竭比其他原因引起的肾脏损害为重，病情发展迅速，预后也较差。

临床上将急性肾功能衰竭分为两种类型：

（1）少尿型：在少尿期间，尿量<0.5ml/（kg·h），或<400ml/24h，儿童尿量小于0.8ml/（kg·h），甚至出现无尿（尿量小于100ml/24h）；尿比重降低，小于1.015或固定在1.010，蛋白＋～＋＋＋，镜下可见上皮细胞和颗粒管型；血钾＞5.5mmol/L；血肌酐＞350μmol/L，血尿素氮＞37.5mmol,/L，肌酐清除率较正常下降50%；尿/血浆渗透压比值接近或等于1：1；尿/血浆肌酐比值<20：1；尿/血尿素氮比

值<10∶1，尿钠浓度>40mmol/L。

（2）多尿型：24 小时尿量可达 2～6L，血浆尿素氮、肌酐升高，肾小球滤过率下降，也同时伴有低血钠、低血钾、低血容量和低血压。

（三）预防和治疗

1. 预防　正确的认识围术期诱发急性肾功能衰竭的危险因素，并采用相应的预防措施是防止心脏术后急性肾功能衰竭的重要环节。

体外循环转流期间，应当维持灌注血流量在 35ml/（kg·min）以上，平均动脉灌注压高于 60mmHg；采用适当的血液稀释可增加肾脏血流量和肾小球滤过率；在中度低温下，维持血细胞比容在 20% 左右。采用搏动性血流灌注可提高动脉灌注压，增加尿量，改善周围组织的灌注。术中适量使用利尿剂，可以使得肾皮质血流增加，减少髓质充血，增加肾小球滤过率。

如果术后出现低心排、低血压，则需应用正性肌力药物，维持血流动力学的稳定，保证肾脏的充足的血流灌注。不宜使用对肾脏有潜在毒性的抗生素药物，避免大剂量应用有肾血管收缩作用的 α－受体兴奋剂，必要时需与血管扩张药物联合使用。对于术后溶血所导致的肾功能损害，应用利尿剂加强利尿，保持尿量在 3～5ml/（kg·h），尽快廓清游离的血红蛋白，同时，静脉输入 5% 碳酸氢钠 250ml，碱化尿液，以进一步避免血红蛋白在肾小管内形成管型。

2. 治疗　患者术后平均动脉压在 80mmHg 以上，而尿量少于 0.5ml/（kg·h），血钾、尿素氮及肌酐持续增高，则应当按照急性肾功能衰竭进行治疗，在治疗中应当遵循保持内稳态的稳定预防晚期并发症的治疗原则。

急性肾功能衰竭的主要治疗目的在于积极纠正肾皮质的缺血、缺氧，保持足够的肾灌注压和血流量，减少肾毒性物质对肾脏的进一步损害。

（1）少尿期治疗

1）严格限制液体的摄入量：严格限制水的摄入量，量出为入，宁少勿多，防止过多水输入而造成肺水肿、脑水肿及心功能不全。除去额外丢失量，补充每日生理需要量，可按照 400ml/（24h·m²）；或 10ml/kg 计算。少尿期间，应当加强利尿，大剂量应用利尿剂，如呋塞米 100～500mg 静脉注射，维持尿量大于 1～2ml/（kg·h）。其他利尿药物还可选用布美他尼和依他尼酸。治疗期间，如果无钠的丢失或钠不足，应严格控制钠的摄入。

2）防止高钾血症：严格控制钾的摄入。当血钾浓度急剧上升，并且出现心电图改变，如 QRS 波增宽、ST 段下降、T 波高尖并且出现心脏传导阻滞时，可静脉缓慢注射 10% 葡萄糖酸钙 20ml，拮抗 K^+ 的毒性；也可用葡萄糖及胰岛素溶液（每 4～5g 葡萄糖加入 1 个单位胰岛素）静脉注射，促使血浆中 K^+ 向细胞内转移。或者采用 5% 碳酸氢钠 100ml 静脉输入，口服及保留灌肠钠交换树脂，10～15g，每日 2～3 次。

3）纠正酸中毒：纠正酸中毒可常规应用 5% 碳酸氢钠静脉滴注。若水钠潴留过重，可选用 7.2% 三羟甲基氨基甲烷（THAM），每次 100～200ml。

4）能量支持：根据每天的能量需求量，采用碳水化合物和脂肪（脂肪乳剂）为主的能量补充以降低机体蛋白质的分解，减少血液中尿素氮、肌酐浓度的上升，同时缓解并减轻酸中毒和高血钾的危害。每天的热量需要量约为 147～167kJ/（kg·d）。应用促进蛋白合成代谢的药物，以减少机体蛋白质的分解代谢，促进蛋白合成，控制氮质血症。成人可应用苯丙酸诺龙 25mg，肌内注射，每周 1～2 次。

5）预防和控制感染：在抗生素的应用方面，由于急性肾功能衰竭患者的肾脏排泄功能障碍，应用常规剂量的抗生素往往加重肾脏组织的损害，应当选择肾脏毒性较小的抗生素及合适的药物剂量用以预防和控制感染。

6）透析治疗：对中、重度急性肾功能衰竭的患者，血尿素氮大于 25mmol/L，血肌酐大于 442μmol/L，或血钾大于 6.5mmol/L，出现水中毒，应尽早采用透析疗法。透析治疗可以有效地清除体内的聚积的代谢产物，减轻全身中毒症状，保持内稳态的平衡，为肾小管的康复提供时间，从而促使原发病的恢复并防止感染、出血、昏迷以及多器官功能衰竭等严重并发症的发生。

透析治疗主要采用血液透析或腹膜透析的方法。血液透析效果可靠，适用于急性肾功能衰竭并发急性肺水肿、高血钾、严重氮质血症的患者，而对于心功能较差、循环状态不稳定，血容量不足的患者应当慎用，以防止透析造成循环状态不稳定而使得心脏功能恶化。此外，透析时的全身肝素化也有诱发出血的危险，应引起足够的重视。

对于不适合血液透析的患者，腹膜透析不失为一种简便实用的治疗方法。腹膜透析具有设备简单，易于操作和较为安全的优点。可以避免血液透析肝素化引起出血和影响循环稳定的缺点，对于老年、儿童及心功能不全、血流动力学不稳定的患者尤为适合，但并发肠粘连和肠麻痹的患者则不宜施行腹膜透析。在进行腹膜透析时，应当注意无菌操作，避免感染并发症的发生。

对于术后溶血所致的严重血红蛋白尿而引起的急性肾功能衰竭，宜尽早采用血浆置换治疗，该方法能有效地排除血液内的积聚的血红蛋白，防止其对肾小管的阻塞及对肾功能的进一步损害。

（2）多尿期治疗：多尿期的治疗主要是防治水、电解质平衡紊乱，应当准确地测定每天尿量，按照每日排出量的 2/3 量补充为宜，其中生理盐水和 5% ~10% 葡萄糖液各占 1/2，如能进食，则以口服为主。每天尿量超过 2 000ml 时应补充钾盐。

要严密监测血 Na^+、K^+、Cl^- 等电解质及尿素氮及肌酐的变化，根据测定结果决定 Na^+、K^+ 的补充量。同时，仍然需要增进营养，积极治疗感染，促使患者尽早康复。

五、消化道应激性溃疡出血

体外循环心脏直视术后并发消化道应激性溃疡出血和穿孔并不多见，其发生率在 0.16% ~0.76%，但是，该并发症一旦发生，可使患者的病情迅速恶化，严重者甚至危及患者的生命，其临床死亡率高达 50%。

（一）病因

心脏术后消化道应激性溃疡是胃、十二指肠黏膜攻击因素和防御因素之间的失衡所致，其中，胃酸是最为重要的胃黏膜攻击因素。

体外循环期间胃、十二指肠组织血流灌注量不足，胃蛋白酶分泌亢进和胃黏液分泌的抑制可使得胃黏膜保护屏障功能丧失。

术后低心排综合征可影响胃、十二指肠黏膜的血流量以及血流分布而导致消化道黏膜的缺血，术后在处理低心排时，若使用血管收缩药物不当，常可加重胃、十二指肠黏膜缺血以致导致严重后果。体外循环期间出现的凝血功能改变及机械瓣膜替换术后抗凝均有导致消化道出血的可能。如患者术前已经合并消化道溃疡，在手术应激及创伤状态下，可刺激组胺释放，毛细血管通透性增加，而此间胃蛋白酶分泌亢进和胃黏液分泌受到抑制，胃、十二指肠黏膜失去保护屏障，术后更容易引起消化道黏膜病变而导致出血。

（二）病理解剖

术后消化道应激性溃疡可发生在胃底、胃体和胃窦部，少数也可发生在十二指肠。其主要病理改变为胃黏膜多发性、浅表性糜烂或溃疡，其大小可从针尖大小到直径 2cm 以上。早期病变主要为胃黏膜下瘀点，继而发生糜烂，而后形成浅表性溃疡。上述浅表性糜烂及溃疡有渗血倾向，如果胃黏膜缺血及胃酸攻击作用同时存在，黏膜溃疡病变往往较重，溃疡可侵及黏膜下层，损伤黏膜下层血管而引起大量活动性出血或者造成溃疡的穿孔。

（三）诊断

1. 临床表现　消化道应激性溃疡可出现在术后 2 ~7 天内，少数可发生在术后两周以后。突发性呕血和柏油样便是最为常见的症状，患者往往不能提供明确的消化道溃疡病史。患者在呕血前多有心悸、胸闷、面色苍白、头晕、心率加快、出冷汗，常伴有上腹部疼痛及腹部压痛。一旦出现消化道溃疡穿孔，除了有腹痛、恶心、呕吐等症状以外，可有腹部压痛、反跳痛、腹肌紧张等体征。由于术后早期，部分患者在进行机械通气以及使用镇静剂的过程中，无法表述自己的症状，往往给诊断带来困难。

消化道出血除了可引起失血性贫血外，短时间内出血量较大者可引起循环血容量不足，血压下降，严重者可导致失血性休克甚至死亡。

2. 实验室及辅助检查　由于应激性溃疡往往较为浅表，故上消化道钡剂造影常不能显示出血溃疡的具体部位。纤维胃镜检查是诊断术后消化道应激性溃疡出血的重要方法，该检查可以明确胃黏膜病变的部位、范围、性质以及出血的方式。一般认为，对于应激性溃疡大出血的患者在出血后 24 小时内施行纤维胃镜检查最具临床诊断意义。反复消化道出血的患者血液常规检查血红蛋白含量小于 100g/L，红细胞计数降低。

对于消化道溃疡穿孔者，腹部 X 线检查可见膈下游离气体，但需要与体外循环手术期间腹腔进入的气体相鉴别。

（四）预防和治疗

1. 预防　由于消化道应激性溃疡出血预后不佳，因此，预防其发生则十分重要。术前对有消化道溃疡病史的患者应给予积极的治疗。体外循环术中应维持较高的灌注压和灌注流量。术后及时地纠正组织缺氧，给予抗酸、胃黏膜保护以及抑制胃酸分泌的药物，积极防治心、肺、肾脏等器官的并发症。

2. 治疗　治疗方法可分为保守处理和手术治疗，由于并发该并发症的患者全身情况往往较差，难以耐受再次手术的创伤，因此，一般倾向于保守治疗。

对于上消化道出血量较少者，可采用非手术的保守治疗。首先，应予禁食，放置胃肠引流管。在禁食期间，应采用胃肠道外营养支持以维持全身的营养。药物治疗主要采用抗酸、胃黏膜保护治疗及应用组胺 H_2 受体以及胃泌素受体拮抗剂等药物抑制胃酸的分泌，如西咪替丁、雷尼替丁静脉注射；$H^+ - K^+ - ATP$ 酶抑制剂可抑制胃酸的分泌，如奥美拉唑，每日 $40 \sim 80mg$，静脉注射。

如果消化道出血引起循环血容量不足导致的血压下降，在积极补充血容量不足的同时，可采用冰盐水加垂体后叶素洗胃的方法进行治疗，对较小的溃疡出血效果较好。对于出血量较大的病例，有条件时也可采用纤维内镜电凝止血。

但是应当指出，对于病情较重的患者保守治疗往往疗效不满意，死亡率较高，因此，不应以手术治疗风险大而消极等待，延误时机。

如果上述保守治疗无效，或者发生消化道穿孔者，应积极考虑施行手术治疗。手术治疗所采用的手术方法应当尽量的简单，减少不必要的创伤。需要强调的是，再次施行手术，应综合考虑患者的全身情况，如全身情况允许，对于胃内单个的溃疡可采用胃黏膜溃疡缝扎、穿孔缝合及幽门成形术；而对于多发性胃黏膜溃疡出血可施行胃大部切除术。

六、神经系统并发症

由于脑组织耗氧量大，氧储备少，对缺氧耐受能力较低，因此容易在体外循环期间受到损害。Bjork 等曾报道，体外循环手术脑损害的发生率高达 34% 以上，精神损害的比例约为 13% ~ 17%。近年来，随着体外循环技术的日臻完善，体外循环心脏术后神经及精神系统并发症已经大为减少。但根据不完全临床统计，仍有 3% ~ 9% 的心脏手术患者术后发生可逆性中枢神经系统的损害，其中，约 12% 出现弥漫性脑部病变，2% ~ 5% 发生昏迷。临床统计资料显示，体外循环心内直视手术死亡的病例中约有 80% 有神经系统并发症，而在术后直接死亡原因中，有 6.6% 其死因与神经系统并发症有关。

（一）病因

体外循环心脏术后，出现中枢神经系统或精神症状，在排除药物性因素影响后，应当高度疑为神经系统并发症的可能。导致体外循环心内直视手术后的神经系统并发症的主要原因为脑组织缺血、缺氧性损害，脑血管栓塞和颅内出血。

1. 脑缺血缺氧性损伤　与机体其他组织相比，脑组织耐受缺氧的能力较差，如在常温下，脑组织缺氧 3 分钟，即可产生中枢神经组织的损害。体外循环期间，如果动脉灌注压及灌注流量偏低，例如，在 28℃ 低温时，灌注流量小于 40ml/（kg·min），平均动脉灌注压（MAP）低于 40mmHg 时，术后 1

周内脑损害的发生率可高达75%。体外循环转流的时间越长，发生中枢神经系统损害的概率也就越大，尤其当主动脉阻断时间大于120分钟时，发生率则更高。

此外，深低温循环停顿对中枢神经系统的损害也较明显，可发生运动性或智力障碍。当体温低于15℃并且延长循环停顿时间时常导致脑损害。其中重要的原因为深低温时，血液黏滞性增加，影响脑组织微循环而发生缺血性损害。

2. 脑栓塞　在体外循环并发脑血管栓塞的病例中，以气栓和血栓最为常见。体外循环期间，人工心肺机的故障、体外循环管道的意外破裂或管道接头的松脱；不停搏心脏手术中左心室进入大量气体等均有可能引起脑气栓的发生。术中血液变温速度过快，以至于体内和体外循环血液温度相差过大（＞15℃），则溶解于冷血中的氧气可在温度较高的体内迅速释放形成游离气体而导致气栓。二尖瓣狭窄左房或左心耳血栓形成的患者，在实施左径二尖瓣闭式分离术时，心内操作或术后脱落的血栓进入循环都可能造成脑栓塞，为此，该手术近年来已经较少应用。鼓泡氧合器内浸涂的去泡剂硅油，在长时间体外循环中会不断地被冲洗出并在血液循环中形成微粒，则可在脑血管中形成广泛性的硅油栓塞。此外，术中破碎的组织、脂肪颗粒、钙质碎块、纤维素、骨蜡颗粒、心脏黏液瘤体碎块等进入体循环均可造成脑栓塞。

3. 颅内出血　颅内出血是体外循环术后较为少见的脑部并发症，该并发症的预后较差。体外循环术中上腔静脉引流不畅、颅内静脉回流不畅或阻塞可导致颅内静脉压的升高，引起脑组织的水肿，如果颅内毛细血管破裂将可导致颅内出血。临床研究表明，术中平均动脉灌注压过高，如大于100mmHg，也可引起脑组织小血管的破裂出血。而较少见的情况为术中应用高渗性溶液，例如在预充液中加入甘露醇，加之应用利尿剂使脑组织大量脱水和脑组织缩小，引起脑血管的撕裂，在头部猛烈转动或者轻微的头部外伤均可发生硬膜外血肿。术中肝素化、术前有脑外伤病史、脑血管畸形、凝血功能障碍或者心脏瓣膜替换术后抗凝过度均有引起硬脑膜下血肿、颅内出血的可能。

（二）诊断

1. 临床表现

（1）脑缺血缺氧性损伤：中枢神经系统症状可在术后立即出现，也可在术后数小时或数日内发生。轻者有苏醒延迟、萎靡、谵妄、幻觉、记忆力丧失、抽搐、肢体瘫痪或行为障碍等。弥漫性脑水肿常表现为烦躁、呆滞、嗜睡、颜面部和肢体的抽搐等。而局限性脑缺血性损害可出现永久性的运动、感觉和智力等方面的功能障碍。

（2）脑栓塞：对于栓塞范围较小者常表现为暂时性神经精神异常，症状可为一过性，消失较快，但是也可持续较长时间，数日或者数月。如果较大范围脑组织栓塞，可出现突发性瘫痪、抽搐或重症昏迷乃至猝死。

（3）颅内出血：较为典型的颅内出血常表现为术后苏醒延迟，或者意识恢复后再度出现意识障碍，瞳孔大小不等，对光反射消失，并且可出现病理性神经反射。患者多伴有剧烈的头痛、恶心呕吐、烦躁不安、血压升高、单侧肢体无力及程度不等的偏瘫、单瘫等。上述症状往往在术后较短的时间内加重，而精神症状多在术后3~5天出现，可持续数日或数月不等。精神症状常表现为精神错乱、幻觉、焦虑、谵妄、忧郁以受各种神经官能症。

2. 实验室及辅助检查　脑部CT检查对于脑栓塞、颅内出血、脑水肿等颅内病变有较好的临床诊断价值；动态颅内压监测可了解脑水肿及颅内高压的变化；眼底检查则有助于脑水肿、颅内高压的诊断。

（三）预防和治疗

1. 预防　体外循环术后脑组织发生严重损害后，预后较差，因此，应十分重视围术期的预防。术中正确的手术操作及体外循环灌注可以最大限度地减少或避免脑组织的缺血、缺氧损伤以及脑栓塞。在深低温下，停止循环的时间不宜超过45分钟。体外循环灌注应保持合适的灌注压及灌注流量。常温下灌注应维持在2.2~2.4L/m²，中度低温下（28~30℃），灌注流量不宜低于40ml/（kg·min），平均动脉灌注压需保持在 50mmHg 以上。

术中，手术者应尽量缩短主动脉阻断时间，开放主动脉阻断时应充分重视心脏的排气。在完成左心手术后，缝合关闭左心切口时，用生理盐水充盈心腔或者实施辅助加压呼吸，使肺静脉血充盈左心室。在开放主动脉阻断钳时，在主动脉根部置针负压吸引，缓慢放开阻断钳，充分排出左心系统残留的空气。

在施行心脏瓣膜替换时，对于瓣环的钙化斑块要进行正确的清除，注意切勿将小钙化碎块遗留在心腔内，要反复用生理盐水冲洗心腔。在心脏肿瘤的切除手术时，要注意防止瘤体的破碎，特别是左心房黏液瘤，由于肿瘤的质地较脆，非常容易碎裂，在完整地摘除肿瘤后，亦应反复冲洗左心房，避免残留的肿瘤碎块进入左心室而导致脑栓塞的发生。

对于不停搏心脏手术，术中应维持较高的动脉灌注压，MAP 应大于 50mmHg，以保持手术期间主动脉瓣的关闭，防止气体由左心室进入主动脉。此外，术中患者应置于头低位，对于心脏间隔缺损较大的病例，术中应注意防止气体进入左心室，缺损修补完成后，注意左心的排气。

术后预防脑缺血、缺氧，最为重要的措施是应保持足够的心排量，维持血流动力学的稳定。其次是确保肺的氧合，保证组织器官，特别是脑组织的氧供。

2. 治疗　体外循环术后神经系统并发症的治疗要坚持综合性治疗原则，在维持心脏功能的前提下，尽早改善脑微循环及组织代谢，减轻脑组织的进一步损害。

（1）脑缺血和脑水肿的治疗：实施以头部降温为重点的全身降温，可应用头部冰帽及人工冬眠方法将头部温度降低至 27℃，肛温降至 30~32℃，以便降低脑组织的代谢，一般维持 5~7 天直至听觉恢复。

合理地采用镇静、解痉药物，保持患者的安静，减少脑组织的氧耗。惊厥发作时，静脉注射地西泮 0.25mg/kg，10~30 分钟后可重复用药以控制症状。对于癫痫发作，苯妥英钠 0.25g 用生理盐水稀释后缓慢静脉注射，必要时 5~10 分钟重复注射 0.1g，对于控制症状，减少抽搐有较好疗效。

治疗期间，应当进行合理有效的呼吸支持，切实保证脑组织的供氧，可采用 PEEP 呼吸模式，维持 PCO_2 不低于 30mmHg。

加强脑组织的脱水治疗，限制晶体溶液的输入量，降低颅内压，可应用利尿剂加强利尿，20% 甘露醇 0.5~1.0/kg，静脉注射对脑水肿有良好的疗效。此外，应当维持水、电解质和酸碱平衡，防止低钠、低钙和低镁，纠正内稳态失衡。

应用 ATP、辅酶 A、细胞色素 C 及谷氨酸等药物可改善脑细胞的代谢。采用激素治疗，地塞米松 1mg/kg 静脉注射可稳定脑细胞溶酶体，加强血脑屏障及降低血管通透性。此外，应加强全身营养支持，可采用静脉高营养治疗。

有条件时可考虑采用高压氧治疗，以促使患者尽早苏醒。在 3 个绝对大气压下（ATA），呼吸纯氧则每 100ml 血液中可溶解氧 6.6ml，是常压下物理溶解氧（0.25ml/100ml）的 26 倍，高压氧可有效地提高血液中的氧含量改善有氧代谢，增加脑组织中氧的弥散。此外，高压氧治疗还能保护脑电活动，减轻脑水肿，降低颅压，促进脑组织侧支循环及神经组织的再生。

对于轻、中度的脑缺血性损害，采用综合性治疗，一般预后较好，大多数患者可痊愈而不留后遗症。

在治疗脑水肿的同时，应静脉给予抗生素药物，预防感染的发生。

（2）脑栓塞的治疗：如果体外循环术中大量气体意外进入体循环，应当立即将患者置于头低位，应用降温、纯氧吸入、镇静，可从主动脉根部排气；或者行上腔静脉逆行灌注，以便驱除脑动脉血管内的气体。

对于术后早期出现脑栓塞，可采用溶栓治疗，尿激酶 4 万单位，每日静脉滴注。也可应用血管扩张药物促进侧支循环的形成。此外，可以辅助脱水、冬眠和激素治疗。

（3）颅内出血的治疗：如果怀疑或已发现颅内出血的临床征象，头颅 CT 检查可明确诊断。开颅手术清除积聚的血块以便达到有效的脑组织减压并且可实施确切的止血治疗，常能有效地控制病情的恶化。

如果颅内出血为心脏瓣膜替换术后抗凝过度所致，应立即停止抗凝治疗，肌内注射或静脉注射维生素 K_1，密切监测凝血功能的改变，防止颅内出血的进一步加重。

（陈　旭）

参考文献

[1] 刘中民. 实用心脏外科学. 北京：人民卫生出版社，2013.

[2] 苏业璞. 实用心脏外科解剖图解. 北京：人民卫生出版社，2014.

[3] 杨春明. 实用普通外科学. 北京：人民卫生出版社，2014.

[4] 徐国成，韩秋生，罗英伟，等. 普通外科手术要点图解. 北京：中国医药科技出版社，2013.

[5] ［美］Nicholas T. Kouchou. Kirklin/Barratt – Boyes 心脏外科学（第4版）. 天津：天津科技翻译出版，2016.

[6] 杨玻，宋飞，等. 实用外科诊疗新进展. 北京：金盾出版社，2015.

[7] ［美］Laurence H. Cohn. 成人心脏外科学（第4版）. 北京：人民卫生出版社，2016.

[8] ［美］Donald B. Doty. 心脏外科手术技巧（第2版）. 上海：上海科学技术出版社，2016.

[9] 李德爱，吴清华，颜小锋，张尔永. 心脏外科治疗药物的安全应用. 北京：人民军医出版社，2017.

[10] 郭继鸿，王志鹏，等. 临床实用心血管病学. 北京：北京大学医学出版社，2015.

[11] 高长青. 机器人心脏外科学. 北京：世界图书出版公司，2018.

[12] 胡盛寿. 心胸外科学高级教程. 北京：人民军医出版社，2014.

[13] 张志庸. 协和胸外科学. 北京：科学出版社，2016.

[14] 陈灏珠. 实用心脏病学. 上海：上海科学技术出版社，2016.

[15] 张文峰. 心脏外科手术精解. 北京：人民军医出版社，2017.

[16] 张海涛. 成人心脏外科术后治疗学. 北京：中国科学技术，2018.

[17] 林辉，顾承雄，杨一峰. 心脏不停跳心血管手术学. 北京：人民军医出版社，2018.

[18] 易定华，徐志云，王辉山. 心脏外科学（第2版）. 北京：人民军医出版社，2016.

[19] 林曙光. 心脏病学进展2017. 北京：科学出版社，2017.

[20] 杨栋，于慧娟，陈现杰，张建卿. 心脏外科解剖数据汇编. 郑州：郑州大学出版社，2017.

[21] 葛均波，方唯一. 现代心脏病学进展2017. 北京：科学出版社，2017.